心肝肺肾移植 重获新生

上海市医学会
上海市医学会器官移植专科分会 组编

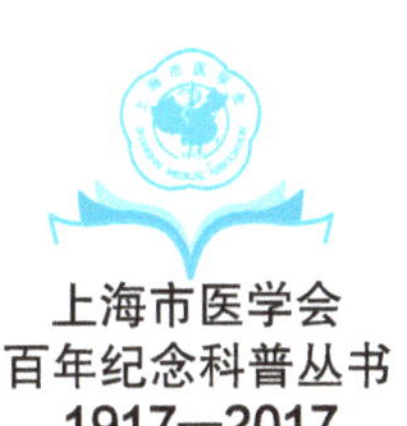

上海市医学会
百年纪念科普丛书
1917—2017

上海科学技术出版社

图书在版编目(CIP)数据

心肝肺肾移植,重获新生 / 上海市医学会,上海市
医学会器官移植专科分会组编. —上海:上海科学技术
出版社,2018.4
(上海市医学会百年纪念科普丛书)
ISBN 978 - 7 - 5478 - 3898 - 3

Ⅰ.①心… Ⅱ.①上…②上… Ⅲ.①器官移植
Ⅳ.①R617

中国版本图书馆 CIP 数据核字(2018)第 023898 号

心肝肺肾移植,重获新生
上海市医学会
上海市医学会器官移植专科分会　　组编

上海世纪出版(集团)有限公司
上海 科 学 技 术 出 版 社　出版、发行
(上海钦州南路 71 号　邮政编码 200235　www. sstp. cn)

印张 11
字数:145 千
2018 年 4 月第 1 版　2018 年 4 月第 1 次印刷
ISBN 978 - 7 - 5478 - 3898 - 3/R · 1561
定价:30.00 元

———————————————————————————

本书如有缺页、错装或坏损等严重质量问题,请向工厂联系调换

内容提要

　　我国目前已经成为世界上仅次于美国的器官移植大国，很多器官功能终末期患者因移植而获得新生。

　　本书以介绍心、肝、肺、肾移植基本常识为主要目的，并筛选了215个备受关注的器官移植相关问题，由上海市医学会器官移植专科分会的专家学者们对这些问题一一解答。希望本书能为众多读者答疑解惑，让大家不再对器官移植感到陌生。

本书编委会

主　　编： 傅志仁

副主编： 施晓敏　张　明（仁济医院）　沈　兵　杨兆华
杨运海

编　　委： （按姓氏笔画排序）

丁国善　王正昕　王立明　王春生　王祥慧
王继扬　石　伟　邢同海　戎瑞明　朱同玉
齐　隽　杨　宁　杨广顺　肖永胜　邱　丰
邱建新　闵志廉　宋满根　张　明（华山医院）
张建军　张海斌　陈　昶　陈立天　邵　琨
范　昱　范慧敏　周　俭　周佩军　郑　起
郑军华　赵　珩　赵闻雨　钟　林　钦伦秀
姜格宁　祝哲诚　夏　强　徐　宁　徐　达
唐孝达　彭志海　彭承宏　韩　澍　童　颖
童仕俊　曾　力　樊　嘉　滕　飞

总 序

上海市医学会成立于 1917 年 4 月 2 日,迄今已有 100 年的悠久历史。成立之初以"中华医学会上海支会"命名,1932 年改称"中华医学会上海分会",1991 年正式更名为"上海市医学会"并沿用至今。

百年风雨,世纪沧桑,从成立之初仅 13 人的医学社团组织,发展至今已拥有 288 家单位会员、22 000 余名个人会员,设有 92 个专科分会和 4 个工作委员会,成为社会信誉高、发展能力强、服务水平好、内部管理规范的现代科技社团,荣获上海市社团局"5A 级社会组织"、上海市科协"五星级学会"。

穿越百年历史长河,上海市医学会始终凝聚着全市广大医学科技工作者,充分发挥人才荟萃、智力密集、信息畅通、科技创新的优势,在每一个特定的历史时期,在每一次突发的公共卫生事件应急救援中,均很好地体现了学会的引领带动作用。近年来,在"凝聚、开放、服务、创新"精神的指引下,学会不忘初心,与时俱进,取得了骄人的成绩。

2016 年,习近平总书记在"全国卫生与健康大会"上发表重要讲话,指出"没有全民健康就没有全面小康",强调把人民健康放在优先发展的战略地位。中共中央、国务院印发的《"健康中国 2030"规划纲要》明确了"共建共享、全民健康"是建设健康中国的战略主题,要求"普及健康生活、加强健康教育、提高全民健康素养",要推进全民健康生活方式行动,要建立健全健康促进与教育体系,提高健康教育服务能力,普及健康科学知识等。上海市医学会秉承健康科普教育的优良传统,认真践行社会责任,组织动员广大医学专家积极投身医学科普创作与宣传教育。

近年来,学会重点推出了"健康方向盘"系列科普活动、"架起彩虹桥"系列医教帮扶活动和"上海市青年医学科普能力大赛"三项科普品牌。通过科普讲座、咨询义诊、广播影视媒体宣传以及推送科普文章或出版科普读物等多形式、多渠道，把最前沿的医学知识转化成普通百姓健康需求的科普知识，社会反响良好。配合学会百年华诞纪念活动，其间重点推出了百场科普巡讲活动和百位名医科普咨询活动。上海市医学会以其卓有成效的科普宣教工作受到社会各界好评，荣获上海市科委颁发的"上海科普教育创新奖-科普贡献奖（组织）二等奖"、中华医学会"优秀医学科普单位"和"全国青年医学科普能力大赛优秀组织奖"，成为上海市科协"推进公民科学素质"百家示范单位之一。

为纪念上海市医学会成立 100 周年，同时将《"健康中国 2030"规划纲要》精神进一步落到实处，我们集中上海医学界的学术领袖和科普精英编著出版这套科普丛书，为大众提供系统的医学科普知识以及权威的疾病防治指南，为"共建共享、全民健康"的健康中国建设添砖加瓦。在这套丛书里，读者既可以"读经典"——呈现《再造"中国手"》等丰碑之作，重温医学大家叱咤医坛的光辉岁月，也可以"问名医"——每本书约有 100 名当代名医答疑解惑，解决现实中的医疗健康困扰。既可以通过《全科医生，你家的朋友》佳作，找到你的家庭医生，切实地感受国家医疗体制改革的努力给大众带来的健康保障；也可以领略《从"削足适履"到"量身定制"——医学 3D 打印技术》《手术治疗糖尿病的疗效如何》等医学前沿信息，感受现代医学科技进步带来的福音。

经典丰满的内容，来源于团结奋进、齐心协力的编写团队。这套丛书涉及上海市医学会所属的 50 余个专科分会，编委达 2 000 余名，参与编写者近 5 000 人，堪称上海市医学会史上规模最大的一次集体科普创作。我相信，每一位参与科普丛书的编写者都将为在这场百年盛典中留下手迹，并将这些健康科普知识传播给社会大众而引以为荣。

在此，我谨代表上海市医学会，向所有积极参与学会科普丛书编著的专科分会编委会及学会工作人员，向关注并携手致力于医学科普事业发展的上海科学技术出版社表示衷心的感谢！

源梦百年、聚力同行、传承不朽、再铸辉煌。愿上海市医学会薪火不熄，祝万千家庭健康幸福！

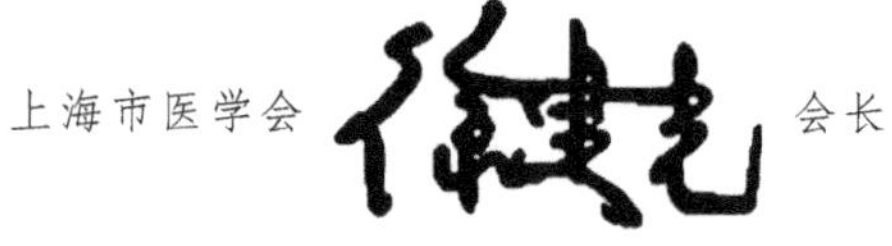

上海市医学会　　　　会长

2017 年 5 月

前 言

为贯彻落实《"健康中国 2030"规划纲要》，努力提高全民健康素养，加大健康教育力度，在庆祝上海市医学会成立 100 周年之际，上海市医学会器官移植专科分会组织全市器官移植专家及学者，将《心肝肺肾移植，重获新生》这本科普读物呈现在广大读者面前。

器官移植医学是 20 世纪医学的"新生儿"，是 21 世纪医学皇冠上的明珠，是现阶段医学发展的两大方向之一。近年来，随着医学科技的迅猛发展，从基础医学到临床医学都发生了翻天覆地的变化。器官移植学作为一个年轻而朝气蓬勃的学科，涌现出了许多新的理念、技术和方法。经过几代医学工作者近 80 年的努力，目前我国已经成为世界上仅次于美国的器官移植大国，很多器官功能终末期患者因移植而获得重生。另外，上海器官移植的临床和基础研究工作始终走在全国前列，培养了一批批经验丰富、优秀的器官移植医师，近年来分会依据他们的经验，收集临床四个成熟大器官(心脏、肝脏、肺脏及肾脏)移植常见问题，采用多种形式，在多个场合向广大群众宣传器官移植临床知识，不断提高公众对器官移植的理解和认识。

本书以介绍器官移植学基本常识、为公众普及基本的移植知识为主要目的，筛选了众多备受关注的器官移植学相关问题，由分会的专家学者对这些问题一一解答。总之，希望本书能为众多读者答疑解惑，让大家不再对器官移植陌生。

《心肝肺肾移植，重获新生》编写工作得到了上海市内各大医学院校、医院器官移植专家、学者的帮助和支持。他们在繁重的临床和科研工作之余，仍然不辞辛劳地完成撰写工作，为整部书稿的顺利完成奠定了坚实的基础。尤其是海军军医大学附属长征医院的施晓敏教授，为该书编撰工作的组织协调、整理校对稿件等做出了无私的奉献与辛勤的劳动！我们对他们的工作表示感谢并致以敬意!

  同时，我们也要感谢上海科学技术出版社对全书编写工作的付出，感谢丛书编委会所有成员对本书的指导和帮助。《心肝肺肾移植，重获新生》内容丰富，在如此短的时间内完成全书的编写和统稿工作，难免会出现不足和疏漏之处，恳请广大读者批评指正。

  当前，现代医学正以前所未有的速度向前发展，也推动了医疗事业的发展和进步。我们愿与所有同道一起，为推动我国器官移植学发展而不断奋斗，为实现"健康中国 2030"规划的宏伟目标而不懈努力！

中国医师协会器官移植医师分会移植技术专业委员会主任委员

海军军医大学附属长征医院教授、主任医师，博士生导师

上海市医学会器官移植专科分会主任委员

傅志仁

2017 年 12 月

目 录

CHAPTER THREE
肺脏移植

CHAPTER FOUR
肾脏移植

并|发|症|防|治| …………………………………………………… 121

目录

CHAPTER ONE

心脏移植

基 | 础 | 知 | 识 |

1. 什么是心脏移植？ 风险及难度有多大

心脏移植是指将患者体内的心脏取出，捐赠者的心脏被原位或异位重新缝合到患者胸腔内的手术，是器官移植手术的一种。心脏移植可分为原位心脏移植术和异位心脏移植术，前者是把病心先切除，再在原位移植一颗心脏；后者是病心不切除，在身体的其他部位(多为右侧胸腔)再移植一颗心脏。

我国现在有严格的心脏移植资格审核和准入制度，目前全国只有 38 家医院有进行心脏移植手术的资格，上海市只有两家医院。由此可见，心脏移植手术是具有相当难度的，只有经验丰富的心血管外科医生才能够完成，而且其对于整个手术团队的要求很高，包括麻醉、体外循环、手术室、术后监护室、移植化验室等。对于成熟的团队而言，心脏移植手术又是相当安全的，复旦大学附属中山医院心脏移植手术成功率已达 95％以上。心脏移植的手术效果很大程度上与手术患者的选择有关，只要患者没有严重的肺动脉高压，一般健康的心脏移植后，心功能都是很好的，术后恢复大都很顺利。

近 30 年，全世界心脏移植患者总数超过 7 万例，每年进行心脏移植近4 500 例。心脏移植成功后，部分患者能恢复到没有任何心脏病症状，机体功能得到完全康复，绝大部分心脏移植患者可以承受满负荷工作。随着经济条件的改善和医疗体制的完善，大多数终末期心脏病患者对心脏移植的期盼将会变成现实，目前部分城市将心脏移植及术后抗排异药物纳入到医保范畴，减轻了患者及家属的经济负担。

（杨兆华）

—— 专家简介 ——

杨兆华

杨兆华，复旦大学附属中山医院心脏外科副主任、副教授、副主任医师、硕士生导师，医学博士。上海市医学会器官移植专科分会青年委员，上海市医师协会心血管外科医师分会委员。

致力于心脏移植工作 15 年，积累了丰富的临床经验。

2. 哪些心脏疾病适合心脏移植

接受心脏移植的患者通常是由于两大主要的原因：一是由于冠状动脉病变造成不可逆的心肌损伤，如反复的心肌梗死或冠状动脉的弥漫性病变；二是由于心肌病，因心肌细胞病变造成心脏收缩或舒张功能的异常，这可能是由于细菌或某些病毒感染造成的，还有少部分是由于遗传性原因造成的。其他少数需要行心脏移植的原因还包括瓣膜性心肌病、复杂性先天性心脏病和部分心脏肿瘤。

具体地说，适合心脏移植的常见病症有：①晚期原发性心肌病，包括扩张性、肥厚性及限制性心肌病；②无法手术和其他措施治疗的冠心病；③无法用换瓣手术治疗的终末期多瓣膜病；④无法用纠治手术根治的复杂性先天性心脏病，如左心室发育不良等；⑤其他难以手术治疗的心脏外伤、心脏肿瘤等；⑥心脏移植后移植心脏广泛性冠状动脉硬化、心肌纤维化等。

（杨兆华）

3. 心脏移植手术的适应证和禁忌证有哪些

患者经过一系列检查，确诊是用临床常规方法无法治愈的心脏病，如原发性心肌病，心肌出现变性、变薄等问题，药物已无法逆转需考虑心脏移植；各种原因导致的终末期心脏病，预期寿命不超过半年者也可以考虑心脏移植。由于心脏移植的手术风险降低，术后生存时间大大延长，生活质量明显提高，所以目前手术指征已经放宽，年龄也没有特别的要求，65 岁以上的患者也不是绝对的心脏移植禁忌证。

并非所有符合心脏移植适应证者均能接受手术，如果存在以下问题会极大影响移植术后的疗效，应属心脏移植的禁忌证：①全身有活动性感染；②恶性肿瘤；③肺、肝、肾不可逆性功能减退；④全身性疾患，如胶原性疾病；⑤重度肺动脉高压，平均压＞8.2 千帕，全肺阻力＞8 伍德（wood）单位；⑥吸毒或 HIV 抗体阳性；⑦精神病活动期。

（杨兆华）

4. 如何把握终末期心衰最佳心脏移植的手术时机

一方面,由于心脏移植受者均为终末期心脏病患者,病情较重;另一方面,由于供体的短缺,很多终末期心脏病患者在等待心脏移植时可发生死亡。因此,手术时机的把握对于心脏移植的成功率至关重要。原则上,患者一旦明确病因,具备心脏移植的指征,就应添加入心脏移植等待系统,并积极做好各项移植前的准备工作,随时等待合适供体进行心脏移植。一定要摒弃把心脏移植作为患者在无药可救的情况下最后一根救命稻草的错误观念,这样容易误导患者错过最佳移植手术时机,影响移植的成功率或者失去移植机会。

(杨兆华)

5. 心脏移植前患者需要做哪些检查

患者在接受心脏移植手术前需要完善一系列检查。这些检查包括常规的体格检查;实验室检查:血、尿常规,血生化、电解质、肝肾功能、血糖、凝血功能检测等;免疫学检查:ABO 血型鉴定、人类白细胞抗原(HLA)、群体反应性抗体(PRA)、巨细胞病毒、EB 病毒、HIV 及肝炎病毒等;辅助检查:心电图、胸部 CT 平扫、肺功能、心导管、心血管造影、超声心动图、全肺阻力、腹部 B 超等。

(杨兆华)

6. 准备心脏移植的患者如何进行预约登记

心脏移植手术是一个系统工程,需要多方面的协调和准备。术前移植团队要对患者进行多方面评估,包括评估有无移植指征、排除移植禁忌证、患者社会家庭因素背景调查评估。确认患者可以接受手术后,可在有移植资质医院进行移植网络系统登记,进入心脏移植等待系统。当有合适供心时,医务人员根据患者病情需要急迫程度、免疫配型吻合程度和登记等待时间等综合因素来决定供体分配,通知患者。因此,等待心脏移植的患者需随时处于待命状态,以便接到通知,能立刻赶往医院进行手术。

(杨兆华)

7. 什么是免疫配型吻合程度

主要是指供者和受者免疫配型吻合程度。首先，血型要匹配，供受者之间血型要相同或至少符合输血原则；其次，大小要匹配，供者和受者体重差别不超过30％；其他方面的匹配还包括年龄、性别以及群体反应性抗体（PRA）等。

群体反应性抗体是指群体反应性抗 HLA - IgG 抗体，是各种组织器官移植术前筛选致敏受者的重要指标，与移植排斥反应和存活率密切相关。如果患者在曾经的输血或者器官移植中接触过他人 HLA（人类白细胞抗原），则会产生较强的抗性，不利于器官移植配型。

（杨兆华）

8. 等待心脏移植的患者一般需要等多长时间

患者进行移植等待系统登记后，等待供体分配。通常，从登记到进行移植的时间约为 3 个月，其中，A 型和 AB 型患者接受移植的时间比 O 型和 B 型患者快。尽管在心脏移植名单中没有哪种特定的血型在死亡率方面处于劣势，但是 O 型血和 B 型血的患者等待移植时间明显延长，这种差异至少是部分由于 O 型血患者的心脏"跨血型"被用于非 O 型血患者。因此，如果在确诊需要接受心脏移植手术之后，越早登记手术，那么寻找到合适心脏机会越大。而且，长期慢性心脏衰竭会导致肝肾等其他器官功能衰竭，不要因为心脏问题拖累了其他正常器官功能。因此，需要行心脏移植的患者越早接受心脏移植手术，对患者术后生活质量提高帮助越大。

（杨兆华）

9. 受者移植前需要哪些维持治疗及准备

大部分受者移植前均有不同程度的心功能不全，需进行积极的心功能调整，如使用正性肌力药物、积极利尿、扩张血管，如有心律失常需抗心律失常治疗。每天限制液体摄入量，保持体内容量平衡。比较理想的状态应该是"吃得下、睡得着"。在药物使用效果不佳，可考虑应用主动脉球囊反搏（IABP）、心室辅助装置等措施，以防止发生严重的心源性休克，保证其他重要脏器的正常功能，为受者顺利进行心脏移植手术创造条件。此外，术前评估受者心理素质，全面的心理护理，同时做好家属的思想工作也至关重要。

（杨兆华）

10. 心脏移植供体的主要来源和选择标准有哪些

目前用于心脏移植的供体主要取自严重脑外伤后的脑死亡患者，少部分取自大脑良性肿瘤导致脑死亡的患者。脑死亡立法可在一定程度上缓解器官来源的不足，但受传统伦理道德及医疗水平影响，我国自愿捐献器官的人数非常少，器官需求缺口巨大。

心脏移植供者的选择标准较为严格。首先来自于真实的、自愿捐献的脑死亡供者，心脏是健康的。供者年龄的限度，男性＜40 岁，女性＜45 岁。近来因供体短缺矛盾突出，可适当放宽，对于年龄较大并有心脏疾病危险因素如高血压、心脏病家族史、糖尿病等的供者，必要时应考虑心血管造影术，避免选用有冠心病的供者。此外，供者不能有传染性疾病或恶性肿瘤。

（杨兆华）

11. 供体心脏是如何获取的

供者按照心脏手术标准消毒，正中切口开胸，首先肉眼观察心脏外观有无畸形，心脏大小、左右心室活动情况，心脏跳动是否有力；然后触诊冠状动脉有无硬化、结节、钙化。供体心脏肝素化后游离上腔静脉至奇静脉水平，升主动脉至无名动脉起始部，肺动脉至分叉处，下腔静脉至膈肌。阻断升主动脉远端后，经升主动脉灌注改良 St. Thomas 液 1 000 毫升，同时切断下腔静脉、左上肺静脉使左、右心房减压。心脏表面覆盖冰屑。然后切断上腔静脉，保留 2～3 厘米上腔静脉长度以利于吻合。再依次切断主动脉、肺动脉及肺静脉。心脏取下后再经升主动脉灌注 4 ℃ UW 液 2 000 毫升，置入盛有无菌冰屑的小金属桶内转运。

（杨兆华）

12. 供体心脏如何保存

供心在无菌条件下从供者胸腔内获取后，立即置入盛有 4 ℃ 心肌保护液的塑料袋中，然后再外套一无菌塑料袋。将盛有心脏的塑料袋置入装有无菌冰屑的小金属桶内。然后外面再套以消毒塑料袋，扎紧。最后将此塑料袋放进盛满冰屑的恒温箱内转运。整个操作过程严格遵守无菌原则。这种供心保存的方法简便可靠，可以远程运输，即使心肌缺血在 4 小时左右，移植后的心脏功能一般不受影响，年轻供心心肌缺血甚至可达 6 小时。

（杨兆华）

13. 心脏移植手术具体有哪几种

心脏移植手术可分为原位心脏移植和异位心脏移植两种。原位心脏移植是指切掉患病心脏后，在原来心脏的位置上移植一个健康的异体心脏；异位心脏移植是指保留患者自体的心脏，在旁边再移植一个健康的心脏，起到辅助原来心脏的作用。全世界 99％以上都是原位心脏移植，异位心脏移植很少使用。

原位心脏移植手术有三种吻合技术：标准法原位心脏移植、双腔静脉吻合法及全心脏移植。全心脏移植目前临床应用不多，心脏肿瘤病例倾向于采用此方法。

标准法原位心脏移植术，是指心脏植入按左心房、右心房、主动脉、肺动脉的次序完成。左心房的吻合以连续缝合法来完成。左心房吻合完毕后，可以自左心房吸引管内持续滴入 4 ℃盐水降温保护心脏。然后连续缝合右心房、主动脉吻合口，开放主动脉阻断钳后完成肺动脉吻合口。标准法原位心脏移植技术最早由洛（Lower）和沙姆韦（Shumway）在动物实验中确立和完善起来，自 1967 年沿用至今已超过 30 年，存在着术后可出现三尖瓣反流、窦房结功能紊乱等并发症的缺陷。

1991 年德雷福斯（Dreyfus）等将双腔静脉吻合法心脏移植技术引入到临床，目前已成为国际心脏移植主流。双腔静脉吻合法原位心脏移植术，是指左心房的吻合过程与标准法相类似。然后进行下腔静脉的吻合，以连续缝合吻合口，通常受体侧所保留的右心房组织相对偏多，在吻合时可以折叠部分受体右心房来调整。修剪主动脉以连续缝合之。升主动脉插排气管后开放主动脉阻断钳开始心脏灌注，减少心肌缺血时间。然后完成肺动脉的吻合，最后吻合上腔静脉，避免吻合后上腔静脉过长而扭曲，通常以双头连续缝合来完成，保持吻合口光滑、通畅，方便以后进行心肌活检。采用该改良技术后心脏缺血时间通常可减少10～20分钟。

（杨兆华）

14. 心脏移植的疗效如何

心脏移植患者的存活率不断得到提高，国外报道 1 年存活率已达 85％，3 年存活率为 78％，其后生存率以每年约 4％的速度减少。其中疗效好者报道手术成功率达 95％，1 年生存率 91％。

复旦大学附属中山医院王春生等报道心脏移植手术成功率达 97.5％，1 年存活率 90.3％，3 年存活率 82.8％，5 年存活率 73.4％，8 年存活率为 65.2％。心脏移植中位生存期超过 10 年，与国际最新报道疗效相当，总体疗效甚至优于国际水平。存活病例 90％心功能改善为 Ⅰ～Ⅱ级，恢复正常生活，其中部分恢复正常工作，效果良好。

但是，由于供体短缺和患者经济原因，心脏移植手术在国内受到一定的限制。一般来说，心脏移植的费用与患者住院时候的身体条件和状态直接相关，一般情况越差，合并基础疾病越多，移植费用越多。目前，心脏移植平均费用大约需要 30 万。出院后每个月服用抗排斥药物费用为 3 000～4 000 元，我国部分地区患者享受医保政策。

（杨兆华）

15. 什么是人工心脏？ 其作用机制是什么

所谓"人工心脏"，就是利用机械运动实现向血液循环系统输送血液，以全部替代或部分替代自然心脏泵血功能的装置。一般按其用途可分为左心室辅助、右心室辅助、双心室辅助和全人工心脏。原理上，人工心脏的核心部件是一种泵装置，所以从广义上讲人工心脏有时也被称为心脏泵、血液泵或血泵。严格地讲，人工心脏是指能够植入人体内的血液泵，其系统组成除了泵以外，还包括监测与控制系统、驱动装置及能源供给系统。人工心脏为一种治疗心衰的手段，是心脏移植术有效的过渡或替代方案。

目前，临床使用的人工心脏主要是指心室辅助血泵，可分为搏动式和非搏动式两类。搏动式人工心脏属于以气体或液体驱动的容积式泵，仿照人体心脏的搏动功能，能够满足血液循环的收缩压（高压）及舒张压（低压）要求。辅助血泵的另一类是连续流式（非搏动式）。连续流式血泵从结构上可分为叶片式泵、滚子式泵、滑片式泵等。连续流式血泵均采用高速旋转的叶轮驱动血液单向流动，从而实现以基本恒定的压力向血液循环系统供血的功能。搏动式人工心脏和连续流式血泵各有特点，在临床上均有应用。其中，搏动式人工心脏存在结构复杂、体积较大、工作寿命短、能耗高等缺点，而连续流式血泵由于机器转速远高于搏动式人工心脏，结构小巧、机械可靠性好、效率高，更适合于植入体内，但也更容易出现溶血(血液中红细胞被打碎的现象)。

（杨兆华）

16.　人工心脏的适应证、禁忌证和并发症有哪些

心室辅助装置及人工心脏可有效改善严重心衰患者存活率，并能够使等候心脏移植的患者渡过难关，有机会等到合适的供心。目前国外应用较多，但费用高昂、并发症较多。其适应证包括心搏血量＜1.8升/(秒·米²)、终末期心力衰竭准备接受心脏移植者或患者已使用高剂量强心剂及主动脉球囊反搏仍无法维持循环稳定者。禁忌证包括全身性感染、严重血液疾病、脑血管病变、恶性肿瘤等。

人工心脏的主要并发症包括出血、血栓形成、感染及右心衰竭等。到目前为止上述并发症仍然是人工心脏应用的主要瓶颈。有报道针对肝素、华法林制订出固定用药方案有利于抗凝的安全性，但缺乏大规模对照研究。人工心脏的突破有赖于人工心脏的材料结构及工艺的改进。

（杨兆华）

17.　人工心脏的主要作用是什么？　大概需要多少费用

由于供心的短缺，目前很多终末期心脏病患者在等待心脏移植时即已死亡，或者来院时并发严重感染、多种重要器官衰竭，如果此时进行心脏移植成功率很低。对于此类患者先采用心脏辅助装置或人工心脏，一旦患者感染获得控制，其他重要器官的功能得以恢复，在有合适供体时再进行心脏移植，即分期心脏移植，可大大提高移植的成功率。

目前，除了附带体外循环膜式氧合器装置的离心泵外，其他心脏辅助装置的费用均很昂贵，在国际市场上报价在10万美元左右，这还不包括每个装置的动力和控制系统，这对发展中国家的患者来说是很昂贵的。我国已有多家医院及

科研机构开展这方面的研究工作。如不久的将来能在临床使用，有望大大降低成本价格，给大量终末期心力衰竭患者带来新生的希望，使其可以等待分期心脏移植！

（杨兆华）

18. 免疫抑制方案中的激素使用有何特点

　　各个心脏移植中心移植术后激素的应用疗程有不同的方案，但大多数是选择在半年到一年之间减少激素剂量。减少甚至不用激素的主要原因是考虑到激素相关的不良反应如肥胖、高血糖、高血脂、骨质疏松、消化道溃疡和白内障等。一些患者不用激素进行维持免疫治疗已取得了很好的效果，但是另一些患者中一旦停用激素即反复发生排斥反应。在一些特殊的人群，如儿童、绝经后妇女、严重骨质疏松的妇女、糖尿病和过度肥胖患者，如果病情允许应该减少或避免使用激素。

（杨兆华）

19. 心脏移植术后有哪些并发症

　　心脏移植术后并发症包括感染、败血症、供心衰竭、出血、移植性冠状动脉粥样硬化、慢性肾衰竭、免疫排斥反应以及服用免疫抑制剂的不良反应等。因为心脏移植属于异体器官移植，受体对其具有免疫排斥可能。对于心脏移植患者来说，出现免疫排斥的风险始终存在，所以必须长期应用免疫抑制剂。但是免疫抑制剂具有一定的不良反应，如增加感染的可能性，出现感觉异常、易发肿瘤等。还有部分患者术后可能发生肾功能不全。

（杨兆华）

20. 心脏移植术后排斥反应有哪些类型？　有哪些临床表现

　　排斥反应是器官移植后常见的并发症之一，也是导致心脏移植术后患者死亡的主要原因。

　　心脏移植术后排斥反应，按排斥发生的程度可分为轻度、中度、重度排斥反应;按排斥反应的机制可分为细胞介导性排斥反应和抗体(体液)介导性排斥反应;按排斥反应发生的时间可分为超急性排斥反应、急性排斥反应及慢性排斥反应。

超急性排斥反应是由人类白细胞抗原(HLA)不相符合以及存在 ABO 抗体等所致,由于术前检查的完备,这种情况现已很少见。急性排斥反应是受者 T 细胞活化后引起的细胞免疫反应;急性排斥反应在术后 5～7 天即可发生,术后 3 个月内发生率最高,1 年后发生机会减小。临床表现为不明原因的低热,乏力、食欲不振、关节痛、心悸、早搏等,典型者有心包积液,心功能不全。急性排斥反应如果能够及时发现,调整免疫抑制方案,大多能够平稳度过,但如未能及时发现和正确处理,会导致广泛心肌坏死和心力衰竭,危及生命。从这个意义上讲,术后严格监测和系统服药是非常重要的。而慢性排斥反应是指在心脏移植后晚期发生的进行性冠状动脉弥漫性病变,其机制尚不明确,可能与慢性排斥反应有关;表现为冠状动脉弥漫性狭窄,甚至闭塞,产生心肌缺血,是影响患者长期生存的主要因素。

(杨兆华)

21. 心脏移植术后如何预防排斥反应

心脏移植后免疫抑制方案的改进极大减少了排异反应的发生,延长患者存活时间。现在大多数心脏移植中心所接受的免疫抑制治疗方案是基于钙调磷酸酶抑制剂(CNI)的联合用药,常用的为吗替麦考酚酯(MMF)＋他克莫司＋泼尼松(Pred)三联抗排斥方案。

免疫抑制药物大多具有明显的不良反应,主要是骨髓抑制,肝、肾毒性等。环孢素 A 无明显骨髓抑制作用是其优点,但肝、肾毒性较大,长期使用患者不易承受。由于免疫抑制药物的作用是非特异的,所以可导致机体免疫功能的下降,病原微生物感染增加,长期应用还可能提高肿瘤发病率。

(杨兆华)

22. 什么是心脏急性移植物衰竭

急性移植物衰竭是指心脏移植入体内后开放升主动脉,在并行体外循环的情况下心脏不跳,三度房室传导阻滞或无自主心律,如并行循环>8 小时,大量使用各种加强心肌收缩药物仍难以恢复正常心律维持全身需要的循环功能。急性供心衰竭的早期处理可以使用主动脉内球囊反搏或机械循环辅助装置，如3～7天内供心仍无恢复功能可能应及时考虑再移植。无机械循环辅助设备的医疗单位仅用主动脉内球囊反搏仍无法维持循环，则应持续并行体外循环甚至可达 24 小时，在这期间积极争取供心再移植。移植入体内的供心出现顽固性室颤或心肌梗死样的心电图，大都提示供心有潜在未发现的严重冠状动脉硬化，加上长时间的缺血或心肌保护不当。急性移植物衰竭也可发生在肝脏、肾脏和肺脏等移植术后。

（杨兆华）

CHAPTER TWO

2

肝脏移植

基 | 础 | 知 | 识

23. 国际肝脏移植的历史和现状

　　1955 年韦尔奇(Welch)在狗的下腹部植入了一个新的肝脏,从此许多学者开始了肝脏移植的动物实验研究。20 世纪 60 年代,弗朗西斯·穆尔(Francis Moore)和托马斯·E·斯塔泽(Thomas E. Starzl)分别报道了狗肝脏移植成功的实验研究结果。1963 年 3 月 1 日,美国外科医师托马斯·E·斯塔泽实施了人类首例肝脏移植手术,患者为一个先天性胆道闭锁的 3 岁儿童,术后不久即因出血过多死亡。此后的 4 年里托马斯·E·斯塔泽一共进行了 7 例人体肝移植,但是由于受者术前一般情况差,供肝保存技术落后,以及排异反应、严重感染和手术操作技术等原因,7 例患者中存活最长时间的只有 23 天。在 20 世纪六七十年代,肝移植一直处于临床研究阶段,没有成为一种得到广泛应用的临床治疗方法。到 20 世纪 80 年代,随着新型免疫抑制剂和器官保存液的问世,患者生存率明显提高,长期存活者大量涌现,国外的肝移植蓬勃发展起来。1983 年美国国家卫生研究院正式批准肝移植是终末期肝病的一种有效治疗手段,开辟了肝移植领域的新篇章。1988 年巴西人拉亚(Raia)完成首例活体肝移植,1989 年澳大利亚学者报道了首例成功活体肝移植病例。目前已有 300 多个肝脏移植中心分布在全世界,肝移植后 1 年生存率已经达到 90％以上,5 年生存率为75％～80％。

(傅志仁)

—— 专家简介 ——

傅志仁

　　傅志仁,海军军医大学附属长征医院器官移植研究所所长、教授、主任医师,博士生导师。

　　中国医师协会器官移植医师分会移植技术专业委员会主任委员,上海市医学会器官移植专科分会主任委员,解放军器官移植学专业委员会副主任委员,中华医学会器官移植学专业委员会委员。

　　致力于肝移植工作30 年,积累了丰富的临床经验。

24. 我国肝脏移植的历史和现状

我国是世界上终末期肝病发病率高发地区之一，肝移植技术作为治疗该疾病的根本治疗手段，有很大的时机需求及应用前景。国内肝移植的发展经历了一个漫长、曲折的过程。自1977年起，国内就有林箴言教授及夏穗生教授相继开展了临床人体肝移植的尝试，但由于供受者选择、费用昂贵、经验不足、缺乏强的免疫抑制剂、预后不佳等多方面因素，之后经历了一段时间的停滞。到20世纪90年代，我国的临床肝移植又逐渐开展起来，但总体规模不大。海军军医大学附属长征医院作为我国较早开展肝脏移植的单位之一，1996年笔者带领团队为一名肝豆状核变性的12岁患儿实施了肝脏移植手术，随后该患者顺利升入大学、参加工作、结婚，创下国内肝脏移植者存活时间最长的纪录。进入21世纪后，我国的肝移植进入了一个飞速发展期，移植数量成倍增长，临床经验不断成熟，术后生存率越来越高，肝移植已经成为治疗终末期肝病的临床常规手术。迄今我国肝移植临床病例已逾2万例，成为世界上仅次于美国的肝移植大国。

（傅志仁）

25. 国内肝移植受者存活时间最长纪录保持者

1996年5月23日，张喜被推进了手术室。12岁本应是天真烂漫的年华，而张喜因患先天性豆状核变性，肝功能逐渐恶化，无法像别的儿童一样快乐地玩耍、学习，整个家庭陷入了巨大痛苦。张喜的父亲老张面对病情的进展并没有放弃，带着他四处求医。很多医院告诉老张，张喜的疾病已进入肝硬化晚期，唯一的希望就是肝脏移植手术，然而当时国内的肝移植还在探索起步阶段，开展的医院也很少，成功率更加无法保证。老张下定决心要为儿子争取一个生存的希望，在多方打听后老张带着儿子来到了第二军医大学(海军军医大学)附属长征医院器官移植中心，找到了笔者。经过反复交流沟通后，老张签字同意接受肝脏移植手术，一场国内从没有过先例的儿童肝移植手术在海军军医大学附属长征医院展开了。手术室外老张焦急地等待着，为了让妻儿同意手术，他没有把手术的真实情况告诉他们。历时11个小时的手术，老张等到了从手术室推出的张喜，巨大的压力和焦急的等待使得他当场喜极而泣。然而术后没多久，小张喜出现了腹腔大出血并发症，医生们为他进行了二次手术。为了挽救张喜，全体医护人员接连奋战了一个月,付出大量心血,张喜终于安然度过了危险期。由于经济困难,医院为小张喜减免了大部分医疗费用,并且解决了他术后长期服用免疫抑制剂的费用问题,这给张喜带来重生的希望,出院时张喜改名为张希。

张希住在上海郊区,手术出院以后,经过一定时间的修养,他恢复了学籍继续学习。长征医院器官移植中心的医生和护士,经常坐车到他家去给他们进行一些健康体检和指导,同时也到学校去,和学校老师做沟通,就张希的体育活动、饮食等要求进行普及,解答疑问。2008 年 9 月,移植术后 12 年,张希大学毕业参加了工作,当初那个生命危在旦夕的少年,已经长成了一位英俊青年。医院的复查结果证实,张希换肝后的肝脏功能都正常,他的身体已完全和正常人一样,这令所有参与治疗的医护人员感到无比欣慰。2012 年 10 月,张希与西安姑娘张荣经过三年多的自由恋爱,终于步入了婚姻殿堂,婚礼在上海金山枫泾农村的老家举行,富有农村特色,我院器官移植中心组织医护人员和广大"移友"一同到张希老家参加婚礼,予以祝贺。2015 年 7 月 19 日,张希喜添贵子光荣当上爸爸,儿子健康又可爱,这给张希一家再次带来了快乐。2016 年初,张希通过辛勤的工作和学习,评上了工程师。

张希是目前国内肝移植术后存活时间最长的受者,被肝移植界广大受者尊称为"老大"。他和我院器官移植中心的医生们共同创造了一个奇迹。他经常用自己的经历去鼓励和帮助其他肝病患者,一定要充满希望地活着,他相信在医生们的努力下,会有更多的奇迹出现。目前肝脏移植术已经非常成熟,做完手术经过一段时间的调整,如果康复了,一般 3 个月就完全可以回归社会,调养身体以后参加体育活动、生儿育女都没有问题。张希的未来是光明、幸福的,从他的例子可以看到,终末期肝病患者经过肝移植可以拥有长期美好的生活。

(傅志仁)

26. 肝移植的成功率与存活时间

肝移植是通过手术植入一个健康的肝脏到患者体内,使终末期肝病患者得到肝功能良好恢复的一种外科治疗手段。通常的做法是同种异体肝移植(人移植给人)。

临床上,因致命性肝病,经各种治疗无效,预计不久离世或终身致残者可通过肝移植获得更长的生存时间或更好的生活质量。

现在医学界已有成熟的手术操作技能、丰富的临床经验、新型免疫抑制剂和保存液以及现代化的设备条件来确保手术的成功。远期预后的好坏与患者术前的基础疾病有关，例如，良性疾病患者进行肝移植后，寿命应该是他的自然寿命；恶性肿瘤患者进行肝移植后，远期死亡原因主要是肿瘤复发。海军军医大学附属长征医院器官移植中心目前已经成功开展肝移植手术近 1 500 例，肝移植围手术期成功率达 98％以上，术后一年存活率达 85％以上。

（傅志仁）

27.　肝移植常见的术式有哪些

按照供肝移植部位不同，可分为原位肝移植术和异位肝移植术。原位肝移植术按照供肝的静脉与受体下腔静脉的吻合方式不同，分为经典肝移植和背驮式肝移植。为解决供肝短缺和儿童肝移植的问题，又相继出现了活体供肝肝移植、减体积肝移植、劈裂式肝移植、辅助性肝移植、多米诺骨牌式肝移植等。通常意义上的肝移植即同种异体原位肝移植术。异位肝移植是指不切除病肝，在身体的其他部位再移植一个肝脏。

（傅志仁）

28.　肝癌切除术后、脾脏切除术后以及输过血制品后能否做肝移植

由于全球性供肝缺乏，许多肝癌患者在等待供体的过程中导致肿瘤进展，出现肝移植禁忌证而失去移植机会，因此一部分患者在由于担心肿瘤进展选择了肝部分切除作为一种过渡性治疗，待肿瘤复发或肝功能恶化后可再行肝移植术作为补救治疗。同样在肝硬化失代偿患者为改善病情或对肝移植的认知问题选择了脾脏切除术及断流术，在有合适供肝情况下同样可选择接受肝移植手术。但手术难度及风险也会相应增加。

输过血制品非肝移植禁忌，患者可接受肝移植手术。但如反复输血体内产生相应抗体的患者，在肝移植术前需谨慎，必要时应用激素类药物。

（傅志仁）

29. 需要做肝移植时，什么时候肝移植最好

对于决定做肝移植的终末期肝病患者，选择适宜的肝移植手术时机十分重要。目前肝移植已成为一种非常成熟的终末期肝病治疗手段，所以患者在病程尚未完全恶化之前就应该考虑行肝移植手术，不仅可减少术后并发症，降低死亡率，提高长期存活率，同时也可以显著减少医疗费用，提高术后生活质量。一般来说，符合下列情况之一就必须实行肝移植手术：①出现一种或多种并发症，如食管胃底曲张静脉破裂出血、顽固性腹水、肝肾综合征、肝性脑病、自发性腹膜炎、严重凝血功能障碍等；②出现严重影响生活质量的全身症状，如难以控制的瘙痒、严重嗜睡、严重慢性疲劳和进行性营养不良等；③急性肝功能衰竭。

（傅志仁）

30. 肝移植时受者的肝脏和供者的胆囊要切除吗

通常我们讲的原位肝移植手术要将患者自己的病肝切除，植入新的功能良好的肝脏从而得到肝功能的恢复。在一些特殊术式中患者自己的肝脏会得到保留。如辅助性肝移植是在保留部分或整个原肝的情况下，在原位或异位植入供肝的一部分或全部，主要适用于爆发性肝衰竭和某些先天性代谢障碍性肝病的治疗。而自体肝移植是指肝内各种良、恶性肿瘤，特别是肝脏内的孤立肿瘤，体积较大且侵犯到大血管，普通外科手术剥离难度比较大，将肝脏切除肿瘤后再次植入的手术。但其要求苛刻，无法取代同种异体肝移植术。

因为胆囊对缺血的耐受很差，所以在移植肝和胆囊一起植入患者体内，完成下腔静脉、门静脉和动脉的重建后，在吻合胆道之前，会切除供者胆囊。一般情况下胆囊切除对机体的影响是不大的，但需要注意饮食结构的调整，不可过量食用含脂肪高的食物。

（傅志仁）

31. 肝移植与人工肝的关系

人工肝是一种血液净化系统，它是在肝功能衰竭时通过体外循环将血中的病因物质进行有效的清除后再直接回输体内，部分代替肝脏功能，让过于劳累的肝

脏得以"休息"，使濒死的肝细胞恢复正常或再生，为患者提供了一个良好的有利于器官恢复正常功能的内在环境。人工肝可视作肝移植手术的过渡治疗，晚期的肝硬化、慢性重症肝炎患者通过人工肝治疗可减轻临床症状，为肝移植术赢得时间。

（傅志仁）

32. 做肝移植有年龄、体重和身高限制吗

我们通常将大于 65 岁作为肝移植的相对禁忌，但肝脏移植没有一个绝对的年龄禁忌，已有多位 70 岁以上高龄的肝病患者成功地施行了肝移植手术，术后恢复良好。一般地说，年龄越大，手术后并发症发生率越高，疗效不易得到保证，但能否做移植主要是根据患者是否能够耐受手术和手术的风险程度。如果生理年龄超过 70 岁，但身体状况良好，没有严重的其他重大疾患，可考虑移植手术，但要做好术前评估。

体重、身高对能否做肝移植无直接影响，但供肝的大小要与受体身材匹配，肝脏才能顺利植入，并且满足机体所需肝体积。

（傅志仁）

33. 移植肝脏从哪里来

合适的供体是肝移植的先决条件。供移植用的肝脏取自活体或尸体。活体主要指健康成人的部分肝脏作为移植的供体。尸体包括有心跳的"脑死亡"者或无心跳、呼吸者。尸体供肝要求肝脏热缺血时间(即血液循环终止到肝脏开始保存液冷灌注之间的时间)不超过 5 分钟，最好是有心跳的"脑死亡"尸体。异体肝移植供体(如黑猩猩、猪等)，由于受到伦理学及技术条件的限制，仅国外见个例报道。

（傅志仁）

34. 什么是 DCD、DBD、DCBD

DCD 是指心脏停止跳动后的器官捐献。DCD 是指具有严重的中枢神经损伤和(或)不可逆转的脑损伤，但又没有达到脑死亡标准，此时身体其他器官的功能受损程度因缺氧耐受能力不同而各有不同。经过医生确定患者已经没有复苏的机会和亲属已经决定撤除生命支持后，捐献者的家人可以选择 DCD，为等待

器官移植的其他患者提供了另一种选择。

DBD 是指脑死亡器官捐献。DBD 即脑死亡案例，经过严格医学检查后，各项指标符合脑死亡国际现行标准和国内最新脑死亡标准。由通过国家卫生健康委员会委托机构培训认证的脑死亡专家明确判定为脑死亡；家属完全理解并选择按脑死亡标准停止治疗、捐献器官；同时获得案例所在医院和相关领导部门的同意和支持。

DBCD 是指脑死亡后心脏死亡的器官捐献，是中国独有的。所谓脑死亡，是指包括脑干在内的全脑功能丧失的不可逆转的状态。我国脑死亡的诊断标准：深昏迷、对任何刺激无反应，脑干反射全部消失，无自主呼吸。确认试验：脑电图平直，经颅脑多普勒超声呈脑死亡图形，体感诱发电位波形消失，此三项中需有一项阳性。对已确诊为脑死亡而借助人工呼吸器在一定时间内维持着血液循环的患者，无疑是提供移植器官的良好来源。

（傅志仁）

35. 器官捐献有哪些方式？ 哪些人适合捐献肝脏

器官捐献的方式有：①有完全民事行为能力的公民通过书面自愿申请器官捐献登记，并且没有撤退、悔改登记，待其身故后进行的器官捐献；②公民生前未表示不同意捐献其人体器官，待其身故后，其配偶、成年子女、父母以书面形式共同表示同意的器官捐献。

人体器官捐献应当遵循自愿、无偿的原则。公民享有捐献或者不捐献其人体器官的权利；任何组织或者个人不得强迫、欺骗或者利诱他人捐献人体器官。60 岁以下有完全行为能力，无肝脏疾病、肝脏贮备功能良好，无重大传染病者可以书面形式表达捐献意愿。活体肝移植供体需满 18 周岁，全身主要脏器功能良好，肝脏及其主要血管、胆管形态结构正常。

器官捐赠者在自愿、无偿的原则下捐献自己的肝脏，享受知情权，在红十字会的牵头下可以安排供者家属与受者见面。

在肝脏移植过程中，供者和受者的权益和尊严是得到法律保护的。供者作为无利益一方应得到更多的法律保护，在民事权利方面主要体现在以下几点：①保护供者的知情权；②供者的自愿同意权；③供者的生命健康权；④供者获得补偿的权利。

（傅志仁）

36. 器官捐献者及其直系家属肝移植是否存在优先权

根据 2011 年原卫生部出台的《中国人体器官分配与共享基本原则和肝脏与肾脏移植核心政策》，肝移植匹配的原则是：一是区域优先原则，首先就是移植医院分配区域，肝脏捐献者所在的医院若具备肝移植资质可优先。二是年轻者优先原则。三是病情危重优先原则。四是血型匹配原则。五是器官捐献者及其直系亲属的优先权。六是已登记自愿捐献器官者的优先权。七是等待顺序优先原则。

在患者决定接受肝移植手术后，经过全面评估符合肝移植指征，需在移植中心进行登记并预交平台费，根据病情评分并将患者信息上传到中国器官移植管理中心，列入肝移植受者名单等待合适供体。

（傅志仁）

37. 捐献肝脏需要哪些人同意签字？ 应办理哪些捐献手续

一种是自己申请的，作为一个有行为能力的自然人，不需要家属签字。另一种就是死后由直系亲属申请的器官捐献，需要家属确认签字。对于捐赠人本人生前签订了捐赠其遗体或遗体器官的协议，在捐赠者死亡后，捐赠者的亲属无权撤销捐赠人签订的捐赠协议。

捐献肝脏是在自愿、无偿的原则下进行的。可以先到各登记接受站登记，然后到公证处进行公证。登记点设在所在地地方红十字会。地方红十字会应当将登记情况在三日内报送省红十字会。地方红十字会可以委托医疗机构进行登记，医疗机构应当将登记情况在三日内报送所委托的红十字会。

（傅志仁）

38. 哪些疾病适合肝移植？ 哪些疾病不适合肝移植

（1）适合肝移植的疾病：①良性终末期肝病。如肝炎后肝硬化、酒精性肝硬化、胆汁淤积性肝硬化、慢性进行性肝炎、急性或亚急性肝功能衰竭、先天性肝纤维性疾病、肝囊肿性纤维性疾病、多发性肝囊肿、巨大肝囊肿、巴德·吉亚利综合征、难复性肝外伤等。②肿瘤性疾病。良性肿瘤如巨大肝血管瘤、多发性肝腺瘤等切除后剩余肝脏不能维持患者生存；恶性肿瘤如肝细胞性肝癌、胆管细胞癌、肝血管内皮肉瘤等、肝囊腺癌等。③先天性、代谢性肝病。如先天性胆道闭塞、肝豆状核变性等。④糖尿病不是肝移植的禁忌证，可以做肝移植，但术前应监测并控制患者血糖情况，减少术后相关并发症的发生。⑤20 世纪，乙型肝炎相关性肝病肝脏移植术后，乙肝复发率高达 70%～80%，复发后 1 年生存率为 60%，3 年后生存率仅 40%。由于抗病毒药物合并乙型肝炎免疫球蛋白的临床应用，乙肝肝炎肝移植术后复发率大大降低，已降至 5% 以下。我国是乙肝大国，乙型肝炎相关性肝病是我国肝脏移植的主要指征，尤其是良性疾病患者术后能够得到长期生存。⑥高血压患者经过术前心肺功能评估无手术禁忌，可耐受手术者可以进行肝脏移植手术。为提高手术安全性及术后生存率，肝移植术前、术中应控制患者血压在安全范围，避免出现高血压危象及低血压，术后根据情况调节血压，去除高血压影响因素。⑦活动性结核感染是肝移植的禁忌证，需先进行抗结核治疗，待结核病治愈或稳定后可考虑行肝移植术。存在结核病史的患者入院后复查结核病灶非活动期且在无无法逆转的重要脏器损害情况下可以做肝移植。

（2）不适合肝移植的疾病：随着肝移植经验的增加，移植的禁忌证在不断减少，许多原先认为不能做手术的情况，现在在一定条件下也能实施手术。目前以下情况一般不宜做肝移植（绝对禁忌证）：①肝外难以根治的恶性肿瘤；②再次难以控制的感染；③患有严重的心、肺、脑等重要脏器病变；④艾滋病病毒（HIV）感染者；⑤活动性结核感染者；⑥有难以控制的心理障碍或精神疾病；⑦难以戒除的酗酒及吸毒者。有以下情况做肝移植需慎重考虑（相对禁忌证）：年龄大于 65 岁；存在外科解剖困难情况；肝脏恶性肿瘤进展期；既往有精神病史及社会学问题等。

（傅志仁）

39. 肝移植前需做配型吗

由于肝脏是免疫特惠器官，因此肝脏的配型要求不像身体其他器官（如肾脏、心脏）那么严格。肝脏供、受者不必要满足组织配型要求，只要符合输血原则（血型相容或相同）即可。

如 A 型和 B 型受者可接受同型或 O 型供体，O 型受者只能接受 O 型供体，而 AB 型受者可以接受所有血型供体。目前血型分类有 30 种,血型相合是指在某一血型系统分类中相同,血型不匹配即供、受者血型不符合输血原则。对于 ABO 血型不符的肝移植,容易出现超急性排斥反应,死亡率极高。

（傅志仁）

40. 为什么要进行肝移植术前评估

当患者首次前往移植中心就诊还未被列入肝移植受者名单之前,必须接受全面的医学评估。肝移植是治疗各种原因导致的终末期肝病的有效方法,但同时也是难度很大和风险甚高的手术之一。因此,术前对患者进行全面评估和充分准备是手术成功的重要环节。

对肝移植候选受者的评估涉及患者的社会心理、经济状况、全身情况、其他疾病对肝移植受者的影响、患者肝脏病变程度及对机体的影响等诸多方面。肝移植候选受者除了要有肝移植的指征、排除手术禁忌外,同时也要具备良好的社会心理素质和经济保障。此外,还需要对那些可能在围手术期以及肝移植后影响患者预后的一些疾病和并发症进行重点评估,如食管胃底静脉曲张、肝细胞肝癌、门静脉血栓、心肺肾疾病等。

（傅志仁）

41. 什么是 MELD 评分和 PELD 评分

由于终末期肝病患者等待肝移植的数量多,但可利用的供肝数目有限,在这种供需矛盾条件下,为了合理、准确、有效分配供肝,2002 年起美国采用终末期肝病模型(MELD)作为决定终末期肝病患者肝移植先后顺序的标准。其客观参数包括血清肌酐、凝血国际标准化比率和血清总胆红素。因 MELD 可有效评价移植前患者等待供肝期间的死亡率及预测患者移植术后的死亡率,迅速在全球得到推广应用,也是我国肝移植等待的主要评分标准。

考虑到儿童生长发育的特殊性,2002 年美国器官共享网决定用 MELD 评分进行成人肝移植供肝分配,同时另设儿童终末期肝病模型(PELD)评分进行儿童患者供肝分配,年龄≤11 岁患者根据 PELD 评分系统划分为一类。其参数包括:血清总胆红素、凝血国际标准化比率、血清白蛋白、年龄、身高和体重。

（傅志仁）

42. 什么是米兰标准？ 超过米兰标准能否做肝移植

米兰(Milan)标准是指单个肝肿瘤直径不超过5厘米或较多发的肿瘤少于3个并且最大直径不超过3厘米，没有大血管侵犯现象，也没有淋巴结或肝外转移的现象。符合这个标准的肝癌患者肝移植术后无瘤生存率明显高于肝癌切除，并可获得与良性肝脏疾病肝移植术后同样满意的术后生存率和生活质量，因而在1998年美国器官资源共享中心(UNOS)开始采用米兰标准作为筛选肝癌肝移植受体的主要依据，也成为世界上应用最广泛的肝癌肝移植筛选标准。但米兰标准的过于严格，将众多可能通过肝移植治愈肝癌患者排除在外。所以之后出现的 Pittsburgh 改良 TMN 标准、UCSF 标准等，对米兰标准进行了一定程度的修正。

我国是肝癌高发区，为了使更多超出米兰标准的肝癌患者能够从肝移植中受益，国内提出了杭州标准[即无门静脉癌栓；肿瘤累计直径≤8厘米或肿瘤累计直径＞8厘米、术前甲胎蛋白(AFP)≤400纳克/毫升且组织学分级为高/中分化]及上海复旦标准(单发肿瘤直径不超过9厘米；或多发的肿瘤不超过3个且最大直径不超过5厘米、全部肿瘤直径总和不超过9厘米；没有大血管侵犯现象，也没有淋巴结或肝外转移的现象)。这些标准的提出更适合中国肝癌肝移植受者的选择，且研究显示通过这些标准筛选的肝癌肝移植患者疗效与米兰标准相当。随着病例的积累及进一步研究，越来越多的学者认为单个肿瘤大小对于肝癌肝移植患者术后疗效影响的权重很低。

（傅志仁）

43. 肝癌等患者在等待肝移植期间能否做其他治疗

随着供肝数量的减少，肝癌患者等待肝移植的时间相对延长。在等待期间可以对肿瘤进行降期治疗。针对不同的肿瘤分期及患者情况需要选择不同降期治疗方法，总的要求是能够减慢肿瘤生长速度，降低肿瘤扩散，使肿瘤直径缩小、数目减少甚至消灭肿瘤，从而减少术后肿瘤复发的概率，改善术后存活率。同时降期治疗的不良反应要低,尽量避免对后续可能接受的肝移植手术产生不良影响。常用的治疗方法包括:局部消融治疗、经皮穿刺肝动脉栓塞化疗(TACE)、选择性内放射治疗等。而肝癌患者移植前先行手术切除被认为是肝移植术前过渡性治疗,切除术后肿瘤复发再行肝移植术被定义为挽救性或补救性肝移植。

乙型肝炎相关性肝病在我国肝移植比例中占绝大多数,在这些患者决定接受肝脏移植手术时,为了更好地控制病情减轻肝脏损伤,减少术后乙肝复发的概率,术前应开始应用核酸类抗乙肝病毒药物,术中、术后合并使用乙肝免疫球蛋白预防乙肝复发。

(傅志仁)

活|体|肝|脏|移|植

44. 什么是活体肝移植？ 有哪些优点和风险

活体肝移植就是从健康捐肝者体内切取部分肝脏作为供肝移植给患者的手术方式，如果捐肝的人和接受肝脏的人之间有血缘关系，又叫亲体肝移植。活体肝移植是解决世界性供肝短缺的重要手段。

（1）优点：①有效解决供体来源问题，供肝质量好。②缺血时间短，大大减少了因缺血再灌注损伤引起的胆道并发症。③组织相容性好，因为活体肝移植主要是在亲属之间进行，供受体之间有一定的血缘关系，移植后发生排斥反应的概率减少，有些患者甚至产生了免疫耐受。④准备充足，由于手术属于择期手术，因此术前能充分了解供者、受者肝内外血管、胆道影像；调整受者营养状态，改善全身重要脏器功能；并可进行充分的术前讨论，并制定出周密的治疗方案。⑤因为没有供体获取材料费，医疗费用相对较少。

（2）风险：活体肝移植关系着两个人的生命，其中供者是健康人。因而外科医师承担了保证供、受者两者安全的压力。儿童肝移植的供者安全较易保证，而成人右半肝移植，供者需捐献 60％ 左右的肝脏，风险明显加大，国际上迄今已有 14 例供者死亡的报告，粗略统计供者死亡率为 0.2％～0.5％。对于外科医师来讲，切取供者多大体积的肝脏是一个关键的决定：切取过大，供者保留的残肝太小，则不能保证供者充分的肝功能，供者风险增大；切取过小，则不能保证受者有足够的肝脏来维持代谢，受者的安全得不到保障。

（傅志仁）

45. 活体肝移植的手续有哪些？ 能否两个供者捐肝给一个受者

活体肝脏的接受人限于活体肝脏捐献人的配偶、直系血亲或者三代以内旁系血亲，或者有证据证明与活体器官捐献人存在因帮扶等形成亲情关系的人员。手续大致如下：①捐献人自愿申请捐献肝脏，与受者身高体重相符、血型匹配；

②公证供、受者的关系；③对供、受者进行医学评估及心理学评估；④影像学检查；⑤伦理委员会同意；⑥术前讨论后等待手术。

由于供受者身材差别较大、单一供者供给有效肝体积不足，或者供肝存在脂肪肝，无法供给足够的功能肝时，可采用两个供者捐给一个受者。根据情况可选择两个活体供肝或一个活体供肝加一个劈离式供肝。

肝细胞为稳定细胞，在正常生理情况下，增殖不明显．但受到组织损伤的刺激时，表现出较强的再生能力。肝部分切除术后，残余的肝细胞迅速出现活跃的分裂增殖，可以看作是肝损伤后的一种修复与适应性代偿反应，使损失的细胞群及其功能得到恢复。供者捐肝后一般3～6个月后就可以长回原来大小。

（傅志仁）

46. 哪些人可以捐肝

(1) 捐肝者必须充分了解活体肝移植的基本情况并自愿捐献部分肝脏。为此医生在手术前必须反复向其说明下列情况：首先是活体肝移植的现状，其次是患者目前的病情以及接受活体肝移植的意义及风险，最后是捐肝者在捐肝过程中以及手术后可能出现的危险及对身体健康状况和日常生活的影响。

(2) 供者必须是健康成年人(18～60岁)，并达到下列要求：①全身无重大器质性疾病和传染病。②全身主要脏器功能良好，肝脏及其主要血管、胆管形态结构正常。③肝脏储备功能良好，以前没有得过肝病，也没有长期酗酒。④血型要一致，或者符合输血原则。⑤没有精神障碍，具有完全的行为能力。

健康人捐献部分肝脏是安全的。因供肝切取部位和重量不同，供肝切取相关并发症发生率为10％～15％，最常见并发症为胆瘘、切口感染和消化道溃疡。肝的再生能力和潜力很大，多个中心的数据显示：在手术后1年左右，不论供肝体积的大小，所有供者肝脏体积都恢复到或超过原来肝体积的100％，肝功能未受任何影响。

（傅志仁）

47. 供肝者术前准备有哪些

血型鉴定，血液(常规、生化、凝血功能、病毒系列、肝炎全套、培养)，尿液(常规)、痰液(培养)，心肺功能评估(心超、肺功能、心电图、胸片)，影像学检查(测量肝脏体积,了解肝脏、血管及胆道情况),心理学评估等。术前应充分评估供者的健康状况,纠正供者影响手术的一切行为,如术前应停止吸烟、饮酒、剧烈的体育活动等,及时发现各种可能存在的感染病灶,尽可能减少肝移植围手术期并发症发生率。

(傅志仁)

48. 如何确定捐献多少肝脏

一般而言,正常成人的肝脏,男性在 1 500 克左右,女性在 1 300 克左右。根据血管的走行,肝脏可以左、右两部分:左肝稍小一些,占全部肝脏重量的 45% 左右;右肝偏大,占整个肝脏 55%。左肝又可以细分为左内叶和左外叶。而右肝也可再分为右前叶和右后叶。因此,在做活体肝移植之前,医生首先根据患者的体重粗略估算出所需要肝脏的重量,一般所需移植的肝脏重量是患者自身体重的 1% 左右就可以完全代偿肝脏的功能。然后通过 CT、磁共振成像检查确定捐肝者的肝脏血管走行和体积。最后,根据测得的数据决定需要切取哪一部分肝脏给患者。

(傅志仁)

儿童肝脏移植

49. 儿童肝移植的疗效如何

　　肝移植是治疗终末期肝病的唯一有效治疗方法,儿童肝移植是临床肝移植的重要组成部分,主要临床适应证有以下几种。①胆汁淤积性疾病:胆道闭锁,Alagille 综合征,进行性家族性肝内胆汁淤积症,原发性硬化性胆管炎等;②遗传代谢性疾病:常见的有肝豆状核变性,Ⅰ型络氨酸血症,糖原累积症,α_1-抗胰蛋白酶缺乏症,囊性纤维化,尼曼匹克病,胆汁酸合成障碍,线粒体病等;③暴发性肝功能衰竭;④肝脏肿瘤:肝母细胞瘤,肝细胞肝癌,婴儿型肝脏血管内皮瘤等;⑤其他:病毒性肝炎肝硬化,自身免疫性肝炎,巴德-吉亚利综合征,先天性肝内胆管扩张,隐匿性肝硬化,等等。其中,胆道闭锁占所有儿童肝移植病例的 80%。

　　自 1963 年世界首例儿童肝移植手术实施以来,经过半个世纪的发展,儿童肝移植的术后生存率已得到极大提高。中国大陆地区在 1996 年成功实施了首例儿童肝移植,近 10 年来发展迅速,无论在手术数量和技术上都居世界先进之列。由于儿童肝移植病例绝大多数都是良性疾病,因此移植后的患儿完全可以达到痊愈并长期健康成长。目前中国儿童肝移植术后 1 年存活率为 91%,个别单位更是达到 1 年 95%、5 年 90%的存活率。

　　为保证手术的成功率,根据目前国内肝移植技术水平和经验,儿童肝移植患儿最小体重控制在 5 千克以上,最小月龄控制在 5 个月以上。

(徐　宁)

—— 专家简介 ——

徐　宁

　　徐宁,上海交通大学医学院附属仁济医院肝脏移植中心副教授、副主任医师,硕士生导师,外科学博士。上海市医学会器官移植专科分会青年委员会委员。

　　致力于肝移植工作 20 年,积累了丰富的临床经验。

50. 胆道闭锁患儿做过葛西手术后还可以做肝移植吗

先天性胆道闭锁占所有儿童肝移植病例的 80％，这部分患儿如果不经任何治疗通常会在 2 岁之内死亡。及时的诊断、正确的治疗可以让这些胆道闭锁患儿完全康复，恢复正常同龄儿童的成长发育过程。葛西手术建立正常的胆汁引流通道，如果能够有效地阻断肝脏淤胆性肝硬化进程，就能够让患儿避免进行肝移植手术。如果葛西手术后，患儿黄疸不能得到有效缓解，肝硬化进行性发展，那么肝移植就是葛西手术后胆道闭锁患儿的终极解决手段。一般地说，葛西手术后疗效不佳的患儿都难活到 2 岁以上，在 2 岁以内就必须进行肝移植治疗。

（徐　宁）

51. 儿童肝移植治疗需要多少费用

在儿童亲体肝移植治疗过程中，供者手术的所有费用为 2 万元左右，患儿手术的所有费用为 10 万～12 万元。

目前国内儿童肝移植还没有进入医保范畴，正在积极申请中，但儿童亲体肝移植供者手术可以医保报销。另外，国内很多公益组织建立了相应的慈善基金，对肝移植患儿进行资助，详情可以咨询相关移植医院。相信现在和将来，经济困难将不会再成为阻挡肝移植患儿进行治疗的原因。

（徐　宁）

52. 儿童肝移植手术有哪几种

目前儿童肝移植手术根据供肝来源和手术方式的不同，主要有以下几种：①亲体肝移植：供肝来源于有三代血亲关系的亲属供肝；②公民捐献器官：包括儿童捐献者的全肝和成人捐献者的半肝（劈离式肝移植）移植；③辅助式肝移植：针对代谢性肝病的一种手术方式，保留患儿的全部或部分肝脏，移植供者的全部或部分肝脏。

（徐　宁）

53. 儿童亲体肝移植手术对供肝者的健康影响大吗

在儿童亲体肝移植中，供肝者必须与患儿有三代以内血亲关系，18～60岁，不限国籍，经必要的一系列临床检查合格的健康人。

根据患儿体重的大小及疾病的严重程度，通过术前 CT 和磁共振成像精确计算切取供肝者肝脏的多少。通常切取比例为供肝者肝脏的 15%～40%，而一般来讲，健康人肝脏切取 60% 以内都是安全的。

儿童亲体肝移植中供体的术前评估是整个治疗过程中最重要的部分，并且供肝切取可以通过小切口手术和腹腔镜微创手术完成，达到对供者手术安全的最大保障。通常一台供肝切取手术 2 个小时完成，术后 7 天内出院，切除的肝脏部分会在 3～6 个月内又长回原来体积大小。供肝者 1～2 个月后就完全恢复到手术前的身体状态，不影响今后的工作和生活，并对今后的再次生育也不会产生任何影响。

（徐　宁）

54. 儿童肝移植后生长发育会受影响吗

肝移植后的儿童由于肝功能恢复正常，其他脏器没有异常，完全会像普通孩子一样健康成长，不影响身体的生长发育，也不影响智力发育，大量的案例已经证实了这一点。很多移植术后的儿童已经入园、入学，在开展儿童肝移植较早的国家和地区，很多移植后儿童考入大学、工作、结婚生子。相信不远的将来，我们大陆地区的肝移植儿童也会慢慢长大，入园、入学、工作、结婚生育，完全正常地融入社会。

（徐　宁）

55. 儿童肝移植术后一定要长期服抗排斥药吗

就目前医药研究结果和可选用的抗排斥药物来讲，儿童肝移植术后还是需要每天定时服药，医生会根据随访复查结果调整服药量，最终达到一个极少量的维持量，完全停药有一定的风险。

同服用任何药物一样，长期服用抗排斥药也会产生各种不同的不良反应，但不同个体因人而异。比较常见的有发热、腹泻、肝肾功能影响等，针对不同的表现适当地调整药量，并及时地采取对症治疗措施，这些药物的绝大多数不良反应是可控的。

相信今后随着新药的不断推出，移植后患者服药周期会逐渐延长，服药量会逐渐减少，甚至达到完全停药。

（徐　宁）

56. 孩子肝移植出院后，医生一般有哪些康复建议

肝移植术后顺利康复出院的患儿，在经过一段时间（通常是 3 个月）的门诊随访期后，会回到家庭所在地正常生活。肝功能恢复正常后，可以消化吸收日常饮食中的营养成分，在饮食方面没有特别禁忌，与其他健康儿童相同。

如果出现了发热、腹泻等一般小毛小病的话，不用惊慌，完全可以到最近的儿童医院或三甲医院的儿科就诊，如果当地儿科医生对肝移植不太了解，可以直接与负责随访的移植医生电话沟通，一起确定治疗方案。

根据国内外文献报道和临床观察经验，对于未完成计划免疫接种而进行肝移植手术的患儿，一般建议手术后 1 年继续未完成的计划免疫接种，尽量应用灭活疫苗，并在儿科医生和移植医生指导下应用。

（徐　宁）

随｜访｜注｜意｜事｜项

57. 为什么肝移植术后需要终身随访

肝移植术后需终身服用免疫抑制剂,由于长期服用免疫抑制剂和其他因素,药物浓度会发生变化,浓度过高或过低均会导致肝功能异常和感染,所以需要规律随访检测免疫抑制剂浓度、肝功能、血常规、肿瘤指标(术前患肿瘤)、肝炎等相关指标。由于肝移植术后由于需要面临许多康复问题,因此建议终身随访。

肝移植患者可以去其他医院随访,但最好是有肝移植资质的医院随访。如随访异常,需和肝移植手术主管医师联系后决定治疗方案。如果肝移植患者出现肝外疾病,需要全身系统治疗,或需要全麻手术治疗的需要和随访医生沟通,最好在随访医院治疗。如果仅需局部处理的肝外疾病,在不影响全身状态下不需要和医生沟通。

随访方式主要有:肝移植门诊随访(主要方式),外院复查后和主管医师电话、短信、微信、QQ 等通讯随访,肝移植手术医院随访员通过电话等通讯随访。

随访的时间频率,主要分术后半年以内、半年以上一年以内和一年以上三个时间节点;术后半年以内时间频率:出院后一周一次(随访内容同上);术后半年以上一年以内时间频率:一个月一次(随访内容同上);术后一年以上时间频率:三个月一次(随访内容同上);如有感觉不舒服,应及时复查;如复查指标异常和(或)调整免疫抑制剂用量,下次随访时间和内容由随访医师医嘱来定。

(施晓敏)

—— 专家简介 ——

施晓敏

施晓敏,海军军医大学附属长征医院器官移植科副主任、副教授、副主任医师,硕士生导师,外科学博士。上海市医学会器官移植专科分会青年委员会副主任委员、解放军器官移植学专业委员会青年委员会秘书长、中国医师协会器官移植医师分会移植技术专业委员会秘书长。

致力于肝移植工作19年,积累了丰富的临床经验。

58. 肝移植术后随访哪些内容

肝移植术后根据术前是肝癌、非肝癌,随访内容有区别。

(1)肝癌患者术后随访:血常规、肝功能,FK506、雷帕霉素或者环孢素血浓度,肿瘤指标(AFP、CA19 - 9、CEA、铁蛋白等)、乙肝表面抗体(术前患乙肝)、胸片、肝脏 B 超;半年复查一次胸部 CT 平扫和腹部 CT 平扫＋增强扫描。另外,有些肝癌患者需在移植术后需定期做全身化疗和其他辅助治疗来预防肿瘤的复发,进一步杀灭身体中可能存留的癌细胞。

(2)非肝癌患者术后随访:血常规、肝功能,FK506、雷帕霉素或者环孢素血浓度,乙肝表面抗体(术前患乙肝);三个月复查胸片、肝脏 B 超、肿瘤指标(AFP、CA19 - 9、CEA、铁蛋白等)。当然,一旦感觉有异常和复查指标异常,不要心存侥幸,应立即联系主管医师,必要时到医院看医生,可能需进一步复查电解质、血脂、凝血功能、免疫细胞及感染指标等。

(施晓敏)

59. 随访员是干啥的

随访员是肝移植科对曾在本院做肝移植的患者以通讯或其他的方式,进行定期了解患者病情变化和指导患者康复的专职人员。随访员进行随访的主要内容包括:定期复查的验血指标、最近的身体状况、肿瘤情况(术前是恶性肿瘤患者)、免疫抑制剂的种类及用量等。

肝移植患者出现问题联系不上手术主管医师,可以和随访员联系,通过随访员帮助联系随访医生;可以和其他随访医师联系,帮助指导解决相关问题;可以去有移植资质的医院就诊,帮助解决出现的问题。

(施晓敏)

60. 为什么肝移植术后容易感染？ 如何预防

因为肝移植患者需终身服用免疫抑制剂治疗,使机体免疫状态较普通人低下,对于外来或自身存在的致病菌的防御能力下降,容易感染。出现发热、怕冷等全身症状;咳嗽、咳痰等呼吸道症状;严重腹泻伴恶心、呕吐等消化道症状及有红肿热痛的局部症状。

肝移植术后 1～7 天最容易感染，因为术中应用大量激素及单抗，加上手术打击，此时机体的免疫状态处于极度低下水平，容易发生细菌、真菌感染；发生急性排斥后行大量激素冲击治疗过程中比较容易感染，此阶段需用抗生素预防感染治疗。

常见的感染部位为肺部、肝脏、胃肠道、腹腔及骨髓。常见的感染病原体是细菌、真菌和病毒。细菌主要有大肠埃希菌、阴沟肠杆菌、肺炎克雷伯菌、金黄色葡萄球菌等；真菌主要有白念珠菌、曲霉菌等；病毒主要有巨细胞病毒、EB 病毒、微小病毒等。

如要预防感染，肝移植患者必须注意定期复查血指标、免疫抑制剂浓度，在随访医师指导下，结合移植时间和全身状况微调免疫抑制剂用量；根据天气情况及时添加衣服，保持良好的生活习惯。

（施晓敏）

61. 肝移植后出现感染如何处理

出现感染，同时明确感染部位，如需服用抗感染药物治疗，最好和随访医师联系，在随访医师指导下服用抗感染药物治疗，同时可能需要调整免疫抑制剂剂量。

在明确感染原因、感染部位的情况下，和随访医师联系，沟通后可在外院处理。

如引起感染的症状（发热、咳嗽、咳痰、严重腹泻）加重，复查血常规白细胞持续升高、白细胞、血小板持续下降或肝功能持续恶化，预示感染加重，此时不仅需针对性抗感染治疗，还需调整免疫抑制剂用量。如在外院处理，需尽快转入随访医院。

如引起感染的症状（发热、咳嗽、咳痰、严重腹泻）减轻，复查血常规白细胞趋于正常、肝功能持续好转，预示感染减轻。

（施晓敏）

62. 如何防治移植后脂肪肝

找出移植后脂肪肝的病因并消除是治疗脂肪肝的主要方法，也是很有效果的。比如糖尿病性脂肪肝就要先治疗好糖尿病,控制饮食;肥胖性脂肪肝就肯定要把体重降下来;营养失调性脂肪肝就要考虑调整营养物质的补充。只要是能够把致病因素消除掉,大多数脂肪肝就可以得到好转。还有就是要把饮食调整好,这也是预防脂肪肝的重要环节。肥胖性脂肪肝就要节制饮食来达到效果,同时还要进行适当的运动锻炼,像冰淇淋、糖果之类就要少食,可以多食用一些豆类食物;再就是配合中医中药及食疗等方法,也可以让你达到事半功倍的效果。比如枸杞子、葛根、马兰头、山楂等有保肝去脂作用,既可泡茶喝也可做成药膳服用。又如蔬菜中的大蒜、芹菜、紫菜、香菇、海带等有明显的去脂作用,所以在平时的食物当中多食用这些食物,是很有效果的。

(施晓敏)

63. 什么是排斥反应

排斥反应是指机体自身的免疫细胞攻击移植肝,继而导致肝功能异常的病理过程。排斥反应分超急性排斥反应、急性排斥反应和慢性排斥反应。

急性排斥症状有全身乏力、厌油、食欲下降、肝区不适等全身症状,查肝功能提示丙氨酸转氨酶和(或)总胆红素升高。慢性排斥一般无特异性全身症状,查肝功能提示总胆红素升高,谷氨酰转肽酶升高;胆道成像提示肝内胆管阶段性扩张,呈枯树征。最终确定慢性排斥需行肝脏穿刺病理证实。

通常所指的排斥反应是宿主抗移植物反应(HVGR)。移植物抗宿主反应(GVHR)是由移植物中的特异性淋巴细胞识别宿主抗原而发生的一种反应,这种反应不仅导致移植失败,还可以给受者造成严重后果。GVHR所引起的疾病称为移植物抗宿主病(GVHD),往往导致受者多器官功能衰竭。

移植物抗宿主病(GVHD),是一种特异的免疫现象,肝移植术后出现GVHD表现主要是肝功能正常,血常规三系降低,全身皮疹、发热、严重腹泻,伴消化道出血等。

预防排斥反应,要求移植患者需注意定期复查血常规、肝肾功能、免疫抑制剂浓度,在随访医师指导下,结合移植时间和全身状况微调免疫抑制剂用量。如出现腹泻、呕吐等胃肠道症状时应及时和随访医师联系,咨询是否需要增减免疫抑制剂用量。

(施晓敏)

64. 什么是肝脏穿刺活检

在超声波引导下，用穿刺针取出一块长条形的肝组织，经过固定、切片、染色后在显微镜下观察肝组织内的微观变化，进而确定是否存在感染、排斥等病理情况。肝脏穿刺活检是肝移植术后常规诊疗措施。

风险主要有肝表面出血、胆漏、内脏器官损伤、穿刺点出血及感染等。在超声波引起下行肝脏穿刺活检，发生以上风险的概率较盲穿小很多。

（施晓敏）

65. 什么是激素冲击治疗

激素冲击治疗一般用于肝移植术中和发生急性排斥反应时，多用甲强龙冲击治疗，打断机体急性排斥过程。行激素冲击治疗过程中，需序贯性减少激素用量，直至口服泼尼松治疗，同时需预防应用抗感染、保护胃黏膜药物治疗，具体方案由临床医师根据病情决定。

激素冲击治疗失败可能由于机体对激素不敏感，可改用兔抗人胸腺细胞免疫球蛋白、抗人 T 细胞猪免疫球蛋白等治疗。

（施晓敏）

66. 什么是胆道并发症

胆道并发症包括胆漏、胆管狭窄、胆道感染及胆道内胆泥、结石形成。其中胆漏可再分为吻合口漏、T 形管引出处漏、拔 T 形管后漏。胆管狭窄包括吻合口狭窄和非吻合口狭窄。

其症状表现如下。①腹痛：胆汁溢出胆道进入腹腔后可刺激腹膜引起腹痛，胆道梗阻时可出现持续性腹痛；②黄疸：胆道阻塞时胆汁无法顺利排入肠道而引起胆汁淤积性黄疸，表现为皮肤、巩膜黄染，尿色加深，粪色变浅甚至变白；③发热：阻塞性黄疸可合并胆道感染，腹腔内胆漏可合并有腹腔内感染，均可出现发热症状；④全身中毒症状：如感染程度严重可进行性出现感染性休克、寒战、高热不退、意识模糊甚至昏迷等；⑤肝功能异常：如病程迁延可进行性导致肝酶谱异常。

（施晓敏）

67. 什么情况下需要放胆道内支架、鼻胆管引流？　何时需拔除

当临床考虑出现胆道狭窄、胆漏、胆道内泥沙或结石形成等胆道并发症出现时，可以考虑应用内镜下逆行胆胰管造影术(ERCP)以明确诊断，同时可以采用球囊扩张、取石、内支架置入等手段以解除或改善胆道并发症的不良影响。

(1) 需要放胆道内支架、鼻胆管引流的情况：①如 ERCP 术中发现明确的胆道吻合口狭窄，可在球囊扩张后置入胆道内支架以扩张狭窄部位；②如 ERCP 术中发现明确的胆泥或结石形成，可在尽量取石术后置入鼻胆管和(或)胆道内支架以进一步外引流胆汁并便于观察胆汁性状；③如 ERCP 术中评估术后发生胰腺炎、胆道感染风险较大者，通常置鼻胆管以保持胆汁有效外引流、便于留取胆汁行微生物学检验以动态观察病情；④原胆管内支架拔除后，可酌情置入鼻胆管做短期过渡性治疗以避免发生胆道感染。

(2) 需要拔除胆道内支架、鼻胆管引流的情况：①通常胆道内支架置入后原胆道并发症症状明显改善，可考虑于术后 6～12 个月随访后行内镜下支架取出，或根据病情需要更换新的胆管内支架。胆管内支架留置时间过久可能因支架内引流通道阻塞或支架间胆泥附着导致新的胆道阻塞症状发生；②鼻胆管一般留置 3～14 天，因鼻胆管材质比常规鼻胃管硬很多，长期留置可能出现鼻黏膜受压出血、拔管困难甚至鼻胆管折断等情况。

（施晓敏）

68. 放置 T 形管后如何观察胆汁

当肝移植术中发现供体胆道与受体内径相差较多，或供受体胆道内径均较细的情况时，需在肝移植术中一期置入 T 形管以防止术后发生胆道吻合口狭窄。

放置 T 形管后，要注意观察胆汁。

(1) 性状：正常胆汁呈金黄色，澄清透亮，较黏稠(类似市售的压榨大豆油)；如胆汁呈黄绿色、墨绿色多提示胆汁氧化或存在胆道内感染。

(2) 引流量：正常情况下日均经 T 形管外引流的胆汁量波动幅度较大，为100～400 毫升，如引流量过少需考虑引流管不通畅(如扭曲打结、胆泥阻塞等)，

需明确原因后尽快使 T 形管复通；如引流量过多需严密监测电解质情况，防止因胆盐、电解质成分丢失过多造成机体内环境紊乱。

（施晓敏）

69. 如何拔除 T 形管

可以根据实际情况选用腹部 B 超、CT 扫描、磁共振胰胆管造影（MRCP）或 T 形管造影等以评估肝内外胆道形态，并由专业医师判定拔除 T 形管的时机。

拔除 T 形管需由肝胆外科专业医师操作。如评估后可拔除 T 形管，在严格消毒、拆除 T 形管固定线后，由医师慢慢将 T 形管拔出体外；T 形管拔出后建议患者平卧 2 小时以观察有无腹痛、发热等不适症状发生；如腹壁上 T 形管引出部位有较多胆汁溢出，可酌情应用凡士林纱布条松散填塞；绝大多数患者在拔管后，腹壁肌肉会自行将腹壁窦道迅速闭合。

（施晓敏）

70. 乙肝肝移植患者术后体内是否含乙肝病毒

乙肝肝移植术后体内还有可能潜伏乙肝病毒，主要存在的部位如脾脏、胃肠道淋巴结、肺等器官。也有可能出现乙肝病毒变异：在正规服用抗乙肝病毒药物过程中，由于某种诱因发生乙肝复发，提示体内乙肝病毒对目前抗乙肝病毒药物耐药，需及时就诊，更换或加用其他抗乙肝病毒药物治疗。

抗乙肝病毒的核苷类似物药物有恩替卡韦（博路定、润众）、替比夫定（素比伏）、阿德福韦酯（贺维力）、拉米夫定（贺普丁）。

从目前的医学发展情况来看，抗乙肝病毒药物需要终身服用，以后可能会研究出给肝移植患者直接接种主动性乙肝表面抗体，如成功之后就不用服用抗病毒药物。

（施晓敏）

71. 什么情况预示乙肝复发

复查乙肝五项指标提示乙肝表面抗体阴性，乙肝表面抗原阳性，查 HBV－DNA＞500 拷贝/升；伴或不伴肝功能异常，预示乙肝复发。主要发生在术前无乙肝(自身免疫性肝硬化、隐匿性肝硬化、酒精性肝硬化、乙肝不相关性肝癌等)和术前有乙肝(术后未行正规预防乙肝复发治疗)的患者。

如肝移植术后复查发现乙肝复发或新发,及时去随访医院就诊,需大剂量乙肝免疫球蛋白(HBIG)冲击治疗,同时调整抗病毒用药方案。

乙肝复发后对移植肝会有影响,会直接导致肝功能异常,表现为转氨酶、胆红素升高。及时行大剂量 HBIG 冲击治疗和调整抗乙肝病毒用药,肝功能会及时恢复正常。

(施晓敏)

72. 如何预防肝移植术后乙肝复发

对于术前有乙肝的肝移植患者,需终身服用抗病毒药物,同时定期补充人乙肝免疫球蛋白。乙肝免疫球蛋白(HBIG)的滴度在术后 3 个月应维持在 200 以上,3 个月到 1 年维持在 100～200,1 年后维持在 100 左右。

肝移植术后接种乙肝疫苗能否预防乙肝复发,还没有得到大量临床证实,就现阶段医学水平不建议使用乙肝疫苗。

如果术前无乙肝,术后早期因免疫状态低下,容易感染乙肝病毒,需预防乙肝感染治疗,主要是被动补充 HBIG。术后患者一般情况稳定,无需继续预防乙肝感染治疗,但需定期复查乙肝五项指标和 HBV－DNA(3 个月/次)。

(施晓敏)

73. 哪些情况预示肝移植后肝癌复发?　如何预防

肝癌是全身性疾病,肝癌发展到一定阶段,肿瘤细胞可能转移到其他器官(肺部、骨骼、脑等),行肝移植前,现阶段的检查检测不到,术后可能导致复发。

肝癌肝移植患者术前甲胎蛋白(AFP)升高,术后降至正常,如复查 AFP 升高,提示肝癌复发。术前 AFP 正常,术后复查胸部、上腹部 CT 提示异常病灶,并且随访提示逐渐增大的,提示肝癌复发。

口服靶向药物(索拉非尼)和静脉化疗(奥沙利铂、三氧化二砷);辅助应用槐耳颗粒、胸腺肽,可以预防肝癌复发。

(施晓敏)

74. 肝移植后肝癌复发怎么办

如明确肝癌复发(肝内、肺内),肝内复发可行手术治疗尽可能手术切除,如不能行手术治疗,可行 DSA(经股动脉做超选插管至肝动脉,注入栓塞剂如碘油和抗癌药物,有一定的姑息性治疗效果,多用于无法切除的肝癌,或对于无法确定的肝占位性质诊断治疗)、B 超引导下微波射频消融、无水酒精注射和伽马刀等放射治疗。肺内复发可行 CT 引导下微波射频消融和伽马刀放射等微创治疗,同时行口服靶向药物化疗(索拉非尼)或静脉化疗(奥沙利铂、三氧化二砷)全身治疗。辅助应用槐耳颗粒、胸腺肽、冬虫夏草,对保护或改善肝功能、减轻不良反应、提高抗肿瘤能力均有较好的作用。

其他部位出现肝癌转移后,在行全身治疗同时,能行手术者首选手术切除,如不能行手术切除,根据复发部位情况可行伽马刀放射治疗、无水酒精注射治疗。

(施晓敏)

75. 肝移植术后其他并发症有哪些

(1) 糖耐量异常/糖尿病:与服用大剂量类固醇皮质激素有关,FK506 或环孢素 A 也有促进血糖升高的作用。

(2) 高脂血症:与大剂量类固醇皮质激素治疗和服用 FK506 或雷帕霉素、多次应用利尿剂等有关。

(3) 高血压病:可能与应用 FK506 等药物相关。

(4) 肾功能异常:如血肌酐、血尿酸水平升高,可能与 FK506 等药物引起肾小球动脉收缩相关。

(5) 新发肿瘤:与免疫抑制治疗相关。

(6) 病毒性肝炎(乙型、丙型等)新发感染或再感染。

(7) 慢性排斥反应:目前病因尚不明确。

(8) 骨质疏松症:与服用大剂量类固醇皮质激素有关。

(施晓敏)

76. 为什么肝移植术后肌酐会升高

肝移植术后肌酐升高的原因有六点。①肝移植术中因大量失血输注了过多的血液制品。②肝移植术中下腔静脉阻断时间过长导致肾脏瘀血。③肝移植术后早期如处于严重全身炎症反应状态，体内有毒代谢产物可能影响肾功能。④术后应用了肾毒性较大的药物。⑤肝移植术后应用 FK506 等免疫抑制药物导致肾小球动脉收缩，肌酐会升高。⑥肝移植术后不良生活习惯（如吸烟、饮酒、劳累、熬夜等）。

那如何降低升高的肌酐呢？①去除不良诱因（如停用肾毒性药物，改变生活习惯等）。②如为肝移植手术中因素引起的肌酐升高，需行血液透析等替代治疗，给肾脏以休息恢复的时间。③如为 FK506 等免疫抑制药物引起的肌酐升高，需减少甚至停用 FK506，同时加用其他类型免疫抑制药物（如吗替麦考酚酯、雷帕霉素）等多药物联合应用以减轻单药引起的肌酐升高。④可加用如虫草成方、活血化瘀类中成药物等以协助保护肾功能。

（施晓敏）

77. 肝移植术后白细胞计数为何会降低

白细胞计数降低的原因有三点。①肝移植术后应用某些药物（如吗替麦考酚酯等）可能出现骨髓抑制的不良反应引起白细胞水平降低。②肝移植术后可能出现病毒感染，如巨细胞病毒（CMV）、EB 病毒、微小病毒 B19 等，均可能出现白细胞水平降低。③肝移植术前门静脉高压程度严重的受者于术后早期因原来瘀血肿大的脾脏尚未缩小，可能仍表现出白细胞水平低。

那么如何升高白细胞的计数呢？①如考虑为药物引起的骨髓抑制反应，需停用相关的药物。②如考虑为病毒感染引起，需进一步完善相关病毒免疫学检验，必要时需合并行针对性抗病毒治疗。③如没有明显禁忌证，可以应用粒细胞集落刺激因子等药物以升高过低的白细胞。④可以考虑口服一些升白细胞药物（如利血生、芪胶升白胶囊等）。

（施晓敏）

78. 如何控制肝移植术后出现的代谢综合征

代谢综合征是多种代谢成分异常聚集的病理状态,是一组复杂的代谢紊乱症候群,是导致糖尿病及心脑血管疾病的危险因素。其主要组成成分包括:腹部肥胖、高血压、糖尿病或糖耐量异常、高三酰甘油血症、高密度脂蛋白水平低下等。

(1) 控制糖尿病:①建议至内分泌科进行糖尿病相关检测(如口服葡萄糖耐量试验、HbA1c、C 肽水平等)以评估胰岛素抵抗程度;②建议在内分泌科专科医师指导下应用胰岛素制剂以控制血糖;③加强身体锻炼;④适当控制糖类物质摄入,尽量避免大量食用高糖食物;⑤定期动态监测血糖水平,保持血糖水平控制平稳;⑥避免出现低血糖。

(2) 控制高血压:①保持良好的作息习惯及充分睡眠,避免劳累、熬夜;②戒烟、戒酒;③清淡饮食,尽量少食或不食高盐过咸的食物(如盐腌菜、酱菜、咸肉等);④保持良好情绪,避免焦躁、愤怒等引起血压剧烈波动;⑤在心血管内科专科医师指导下应用口服降血压药物;⑥动态监测血压水平,适时调整降压药物方案,保持血压水平稳定。

(3) 控制高尿酸:①严格控制高嘌呤食物摄入(如酒类、贝类、动物内脏、牛肉等);②多吃新鲜蔬菜、水果,适量食用含蛋白质的食物(如鸡肉、牛奶等);③保证每天饮水 2 000～3 000 毫升,促进尿酸经尿液排泄;④可加用碳酸氢钠(小苏打)口服以碱化尿液促进尿酸排泄,必要时可加用如苯溴马隆等药物。

(4) 控制高血脂:①严格控制高脂肪食物摄入(如动物内脏、动物脂肪、红肉类、蛋黄等),建议清淡饮食,可适当食用鱼、禽类等白肉以保持蛋白质摄入;②戒烟;③加强体育锻炼,控制体重,减轻肥胖程度;④可在心血管内科专科医师指导下应用降脂药物以控制胆固醇及三酰甘油水平。用药期间需监测肝功能,防止发生药物性肝功能损害。

(施晓敏)

79. 为什么要服用免疫抑制剂

目前肝脏移植均为同种异体移植,对于受者的免疫系统而言,新植入的肝脏与病毒、细菌等一样,会被识别为"异物"而遭受免疫细胞的攻击,从而导致移植肝脏功能损伤甚至完全丧失。所以需要通过服用免疫抑制剂使受者免疫力降低到一定程度，以保护移植肝脏不被人体免疫系统所排斥，使其能够长期存活。

在肝移植中常见的免疫抑制剂有：①钙调磷酸酶抑制剂：包括环孢素（新山地明），FK506（普乐可复/他克莫司）；②吗替麦考酚酯（MMF）类：骁悉/赛可平/米芙；③mTOR 抑制剂：雷帕霉素（雷帕鸣，SRL）；④糖皮质激素：甲强龙、泼尼松等；⑤单克隆抗体：健尼哌/巴利昔单抗/达利珠单抗；⑥抗淋巴细胞球蛋白/抗胸腺细胞球蛋白（ALG/ATG）。

（施晓敏）

80. 如何选择免疫抑制剂

个体化治疗是现代临床医学发展的趋势，对于免疫抑制剂而言，由于其治疗浓度较小，个体化差异大，更需要根据患者病情"量身定制"患者的服药种类、剂量、间隔等，从而减少药物的不良反应，保障器官的长期存活。

患者术后免疫抑制剂的选择，依据各个移植中心的经验可能有所差异。海军军医大学附属长征医院目前主要以 FK506＋MMF 为首选方案，根据患者初始疾病及病情变化选择用药：自身免疫性肝病或原发性胆汁性肝硬化患者，术后需加用泼尼松 2.5～5 毫克/日，终身服用；丙型肝炎肝移植患者，基础方案改为环孢素（CsA）＋MMF；肝脏恶性肿瘤肝移植患者，在初期采用无激素方案（术中使用单克隆抗体），经 FK506＋MMF 过渡后，在术后可以替换为西罗莫司（SRL）＋MMF 抗排异治疗；术后服用 CNI 类抗排斥药，出现难控制的高血压、高血糖或肾功能损伤的患者，需根据病情将 CNI 药物减量同时增加 MMF 用量或改用 SRL；肝移植术后免疫抑制治疗是一项个体化治疗，具体用药方案还需要由医师根据患者病情逐一制订并不断调整。

免疫抑制药必须按时服用，如 FK506、骁悉、环孢素等需要 1 天 2 次的药物，需要间隔 12 小时服用，最好在餐前 1 小时或餐后 2 小时服用，以免影响吸收。某些食品会影响免疫抑制剂的吸收，改变血药浓度。如当 FK506 与食物同服（特别是脂肪含量高的食物），其吸收速度及程度会下降。服用 FK506 时再饮酒会增加视觉和神经系统不良反应。西罗莫司可以与水或橙汁一起服用，但不能与苹果汁、西柚汁同服。环孢素和 FK506 与西柚汁同时服用，可以提高两者的血药浓度。儿童患者在使用免疫抑制剂时，可使用牛奶、温水稀释后饮用，但应避免使用冷水。避免使用未经医生同意的药物，包括中药或偏方。若有用其他医生处方的药品，请与移植医生讨论，以免影响抗排斥药物的作用或造成其他的不良反应。某些免疫抑制剂会对外貌产生影响，如环孢素会导致多毛症、牙龈增生，激素会导致痤疮、满月脸，患者需要做好心理准备。药品应按说明书保存，避免潮湿、高温或阳光直接暴晒，夏天不要放在未开空调的自驾车里。注意不要让儿童接触药品。建议在服药期间对服药的种类、血药浓度、药物增减、异常症状等进行完整的个人记录。

（施晓敏）

81. 为什么要联合应用免疫抑制剂

移植排斥反应非常复杂，而免疫抑制剂作用又有限，如果仅使用单一免疫制剂，则需要较大剂量，可能产生药物毒性及不良反应。而联合应用免疫抑制剂可以避免单一药物过量带来的不良反应，同时利用不同药物的不同作用机制，更好地抑制排斥反应的发生。

由于进口免疫抑制剂费用昂贵，有部分患者选用了国产免疫抑制剂，治疗效果满意。但不同品牌的同类免疫抑制剂进行互换，需在医师指导下进行，并严密监测血药浓度、肝功能等情况，避免出现排斥反应。

常用的免疫抑制剂价格高昂，五酯胶囊可以通过抑制体内代谢 FK506 和 SRL 的酶，在保证免疫抑制效力的情况下减少免疫抑制剂的用量，从而减少医疗费用。

（施晓敏）

82. 服用免疫抑制剂出现呕吐、腹泻怎么办

如果在服用免疫抑制剂后出现呕吐，应按下列方法增加药物用量或者遵医嘱，并注意检测浓度：①服药 0～10 分钟内呕吐时，加服全量；②服药 10～30 分钟内呕吐时，加服 1/2 量；③服药 30～60 分钟内呕吐时，加服 1/4 量；④服药 60 分钟以后呕吐时，无需加服。

如果在服用免疫抑制剂后出现腹泻，应按下列方法增加药物用量或遵医嘱，并注意检测浓度：①水样便每日 5～6 次，需加服 1/2 剂量；②水样便每日 3 次，需加服 1/4 剂量；③糊状软便时，无需加服。

（施晓敏）

83. 为什么要检测免疫抑制剂血药浓度

免疫抑制治疗是一项个体化的治疗,加之服用免疫抑制剂有较多不良反应,所以需要临床医师根据血药浓度及时调整用药,以避免药物浓度过高产生的毒性,同时预防药物浓度过低造成的排斥反应。因此,移植患者术后定期监测血药浓度,不仅有助于减少药物不良反应,提高移植物的长期存活率;而且有助于减轻患者的经济负担,避免不必要的浪费。

对于 FK506 和 SRL,一般监测药物的谷浓度,即服药前抽血,如通常 9:00 服药,则在 8:30～9:00 抽血为宜;CsA 除谷浓度外,还可监测峰浓度,即服药后 2 小时左右检测,如通常 9:00 服药,则在 10:50～11:10 抽血为宜。

（施晓敏）

84. 哪些药物会影响 FK506 的浓度

升高 FK506 血药浓度的药物包括:雌激素、雄激素、西咪替丁、地尔硫、维拉帕米、尼卡地平、红霉素、强力霉素、酮康唑、氟康唑、依曲康唑、诺氟沙星、环丙沙星、甲氧氯普胺、注射用亚胺培南西司他丁钠、秋水仙碱、达那唑、克霉唑。

降低 FK506 血药浓度的药物:苯巴比妥、苯妥英钠、安乃近、利福平、异烟肼、酰胺咪嗪、二氧萘青霉素、甲氧苄氨嘧啶。

FK506 若与含有中等量脂肪的饮食一起服用,会显著降低其生物利用度和口服吸收率。因此,为达到最大口服吸收率,须空腹服用或至少在餐前 1 小时或餐后2～3 小时服用。

（施晓敏）

85. 免疫抑制剂服用时间可否调整

免疫抑制剂服用时间是可以调整的,如患者在移植术后早期住院期间是早晚 6:00 服药,出院后为了门诊随访方便,需改为 9:00 服药,可每日向后推迟 1 小时服药,经过 3 天时间,将服药时间改为 9:00。

发现漏服时,应立即补服 1 次剂量,但与第二次服药间隔时间不应少于 8 小时，否则可能导致严重的不良反应。同时及时与医生联系，征求指导。

（施晓敏）

86. 什么时候可以不服用免疫抑制剂

有研究表明，肝移植术后 20％～25％ 的患者可以达到免疫抑制剂的安全撤除，但目前还没有判定肝移植患者术后能否停服免疫抑制剂的标准。现有的临床经验表明，在受者免疫功能严重低下或出现严重感染时，减少或暂停使用免疫抑制剂是安全的，但需要在医师的严密监测下实施。而对于一般患者来说，随着移植时间的延长，可以在医师指导下逐步减少免疫抑制剂的用量，但仍需终身服用抗排异药治疗。

（施晓敏）

87. 为什么丙肝肝移植患者需要服用环孢素

有研究表明，丙肝病毒（HCV）阳性的肝移植患者，除了用干扰素（INF）/利巴韦林联合治疗外，如加用环孢素，则可显著提高长期抗病毒疗效。体外研究亦证明，环孢素有抗 HCV 作用。故丙肝肝移植患者术后我们建议选择环孢素进行抗排异治疗。

（施晓敏）

康｜复｜注｜意｜事｜项

88. 肝移植后常见的心理问题有哪些

在经历了病痛的折磨和耐心的等待之后，肝移植患者终于获得了适合的肝脏进行移植，从此迈向了健康、快乐的生活。但与此同时，进行肝移植手术对患者也是一个巨大的心理和意志的考验，在这一过程中，患者由于受到生与死的抉择、负担巨额费用、外来异体的器官、长期的服药和检查等事件的心理冲击，通常会感到无奈与无助，出现情绪消沉、精力减退、内疚自责、失眠、提心吊胆、恐惧不安等心理问题，影响生活质量。

有人把移植比喻成压在患者身上的一副重担，实际上还需要医生与护士、家属和社会都来承担。患者在肝移植后出现焦虑的原因是多方面的。

研究发现，移植后的紧张感会导致焦虑的产生。而更多的诱因是由于担心各种并发症的发生会影响工作和生活，对移植肝功能的变化缺乏足够的认识，担心服用大量免疫抑制剂可能带来不良反应，或者由于经常出现的头痛、恶心、肝区疼痛等症状，均会使患者对疾病的恢复失去信心，产生绝望心理。这种焦虑的典型症状是烦躁不安，有时患者没有任何原因，也说不清急什么、烦什么，在无需担心、恐惧时，出现提心吊胆、恐惧不安的表现。抑郁是以情绪低落、思维缓慢及自我评价降低、精神运动迟缓为主要临床表现的精神疾患。患者从移植前的备受关爱到移植后渐渐不再成为大家的关注中心，从移植前的社会自信到移植后的被社会冷落，这种孤独感的产生是肝移植后产生抑郁的主要原因之一。抑郁的患者对自身出现的各种不适特别注意，对医护人员及他人的态度异常敏感，患者往往表现为情绪消沉，精力减退，思考能力下降；常常内疚自责，闭门独处，淡漠亲情，无力学习、工作；严重失眠，入睡困难，早醒易醒，醒后无法入睡。这些表现有晨重夜轻的规律。

对于肝移植后出现的心理问题，目前常用的心理检测方法包括：症状自评量表、非精神科住院患者心理状态评定量表、焦虑抑郁情绪测定表、自评抑郁量表评分方法、BECK 抑郁自评问卷、焦虑自评量表等。

肝移植后患者的心理干预应当采取早期、持久、以诱导和排解为主的原则。医护人员和家属首先要排除患者机体的痛苦对心理的影响。对于功能性心理障碍，医患之间首先要建立良好的心理交流与沟通，运用人道关怀模式，积极地鼓励与关怀患者，让患者逐步自我疗伤；密切观察病情变化，及时发现异常；引导患者克服心理障碍，看到自身价值，恢复对生活的信心；建立平等友好的关系，树立治疗的信心；在患者家属、朋友们的支持下，鼓励患者调节好自己的情绪，多参加社会活动，以健康的心态面对人生。

（施晓敏）

89. 如何处理肝移植术前后的常见心理问题

移植术后患者因疲乏无力及各种并发症的发生，可能会产生大幅度的心理波动，影响睡眠和食欲。

（1）术前：患者主动与家属交流，缓解不良情绪，同时注意调整对移植后的期望值，对移植肝有一个正确的认识，缩小手术前后较大的心理反差。

（2）术后：患者要理解治疗的意义，树立战胜疾病的信心。转移注意力以缓解疼痛，减少痛苦。病情允许的情况下恢复原有的生活习惯，合理安排些活动，例如：看电视、听音乐等，以便分散其注意力。多谈些院外的事情，了解、关心社会的需求。对负性心理较重的可采用情绪干预，发泄怨气，敢于面对现实调整自己的情绪和心态，并通过沉思冥想、放松身心，改善焦虑、抑郁等不良情绪。

（3）出院后：患者要制订康复目标，主动接受亲戚、朋友及社区服务的帮助，从而维持良好的情绪体验，争取早日参加工作。必要时，可以请医生处方药物辅助治疗。

（施晓敏）

90. 肝移植术后什么时间可恢复工作

肝移植的最终目的是最大限度恢复患者的生活和工作能力，患者在术后经过一段时间的修养，精神和身体状况都已经有所恢复，可以回到工作岗位上去了。但到底什么时候参加工作为好，一般地说，术后6～8个月就可以重返工作岗位了。建议在初期最好每天工作2～4个小时，如果没有出现不好的感觉，可试着逐渐延长工作时间。但需要注意以下几点：①避免较大的体力活动；②避免与有毒物质接触；③保证较好的工作环境，发生意外时随时就诊；④每天工作不要超过 8 小时；⑤保证充足的睡眠；⑥按时服用免疫抑制剂等药物，如需出差，一定要带上充足的药物备用。⑦肝脏排毒时间是晚上 11 点至凌晨 1 点。肝脏排毒，需在熟睡中进行，所以在这个时间段您应该熟睡，不要熬夜，此时不睡觉的话，肝脏就会因此很累，久而久之肯定会受损，所以您一定要注意保证夜间充足的睡眠。

（施晓敏）

91. 肝移植术后可以喝酒、抽烟吗

肝移植术后禁止吸烟。由于长时间服用免疫抑制剂，肝移植患者的免疫力已经低于正常人，容易发生感染及生出肿瘤，而吸烟会增加患肺癌及其他癌症的概率，烟草中尼古丁会影响免疫抑制剂的代谢，从而影响其他血药浓度，某些烟草中可能含有烟曲霉，可能会引起严重的肝炎；对于饮酒，一般情况下我们不提倡喝酒，因为肝脏是绝大多数药物的代谢场所。而乙醇对肝脏功能有直接的影响，乙醇会影响肝脏中参与药物代谢的催化酶的活性，从而影响药物的效果，长期大量饮酒会导致脂肪肝或者肝硬化的发生。但是如果偶尔喝一点低度的酒，比如过节、过生日，少量饮酒也不会影响身体，不必担心。

（施晓敏）

92. 肝移植术后如何锻炼身体

患者在出院前可以坐着或躺着进行肌肉锻炼。尽早起床行走，必要时请家属搀扶行走。不要做任何有可能牵拉腹肌的运动。在最初的 3 个月内不要拿较重的东西。在术后早期，快速行走是最合适的运动方式，每天运动时间控制在30 分钟左右。随着肌力和耐受性的提高，运动时间可渐渐加长，等身体逐渐恢复良好时，还可以尝试骑车、游泳、散步等运动，而运动的量以能出一点汗即可。需要注意的是，在开展任何锻炼项目前请向自己的医生咨询以保证安全第一。我们国家每两年会举行一次全国性的器官移植受者运动会，有田径、游泳、乒乓球、羽毛球、拔河等比赛，成绩好的选手还可以代表中国参加两年一次的世界器官移植受者运动会，为国争光。

（施晓敏）

93.　肝移植术后可以出去旅游吗

　　根据我们大量的术后随访发现，在一年的正常康复以后，大家最喜欢的项目就是旅游，或者与家人一起，或者与病友一起，旅游带来的快乐可以消除生活的各种烦恼。旅游前建议做好各种准备工作，选择一些安全路线，准备必需的药物，去之前先检查一下各项指标，回来以后复查各项指标，在旅游过程中发生身体的问题，及时联系随访医生，切忌不要忘了按时服药。

（施晓敏）

94.　肝移植术后应注意哪些饮食事项

　　在饮食上，对于一个恢复顺利的患者，不要有太多的顾虑，原则就是与正常人一样健康饮食。可以少量多餐，也可以一日三餐。以新鲜、天然、平衡饮食为主；海鲜、菌类都可以食用。少吃或不吃腌制、油炸、煎烤、辛辣或其他刺激性食品；禁烟少酒；适当补充水分，每日 2 升左右的水可以帮助将毒性物质排出体外。

　　蔬菜和水果中含有丰富的维生素，有保护肝细胞的作用，可起到辅助治疗的作用。从某种意义上来说，蔬菜和水果更胜药。①白菜：含有较多的维生素 C，若每日进食一定量的白菜，维生素 C 就可满足人体的需要，而维生素 C 对肝病恢复是必不可少的。②西瓜：含水分多，是消暑解渴、利尿消肿的天然良药，适宜肝硬化腹水患者。③冬瓜：有清热解渴、利水消肿的作用。④黄瓜：其中纤维素有助于排泄肠道中的废物及毒素，对肝病恢复有利，还可降低胆固醇。⑤木瓜：可帮助消化蛋白质，对肝病消化不良者有利。⑥香蕉：含钾丰富，可维持细胞内液体和电解质的平衡，帮助维持正常的血压。

（施晓敏）

95.　移植后脂肪肝患者宜食用哪些蔬菜

　　移植后脂肪肝患者宜食用的蔬菜有以下几种。①豆芽：含水分较多，被人体吸引后产生的热量不多，不易导致脂肪在皮下或其他组织脏器中堆积，所以对脂肪肝患者有利。②韭菜：含纤维较多，有通便作用，能排出肠道中过多的营养物质。③黄瓜：因含有丙醇二酸，能抑制食物中的糖类在体内转化为脂肪。④白萝卜：含有芥子油等物质，能促进脂肪类物质更好地进行新陈代谢，防止脂肪在肝及其他脏器、组织中堆积。此外，冬瓜也有利尿退肿的功能，可减少脂肪在肝脏堆积，从而减轻体重。

（施晓敏）

96. 什么时间吃水果最好

（1）空腹别吃太酸的水果：一般而言，早晨起床时供应大脑的肝糖原已耗尽，此时吃水果可以迅速补充糖分，帮助消化吸收，再加上水果的弱酸甜滋味，可让人一天都感觉神清气爽。但早上胃肠经过一夜的休息，功能尚在恢复中，因此水果最好选择酸性不太强、涩味不太浓的。尤其胃肠功能不好的人，更不宜在这个时段吃水果。

（2）餐前吃水果，补充维生素：两餐之间吃水果，可及时补充大脑和身体所需的能量，此时水果中的果糖和葡萄糖能被人体快速吸收。

（3）餐后水果助消化：餐后 1 小时吃水果有助于消食，可选择菠萝、山楂等有机酸含量多的水果。但不建议晚餐后吃大量水果，既不利消化，又很容易因吃得过多，使其中的糖转化为脂肪在体内堆积。

（4）西瓜最好午餐后 2 小时再吃：西瓜中的大量水分会冲淡胃的消化液，在饭前或者饭后马上吃都会影响食物的消化吸收。饭后 2 小时吃西瓜，可保证午餐中摄入的营养素得以充分吸收。晚餐后不宜吃过多西瓜，易产生胃肠胀气。

（5）香蕉适合餐后食用：空腹时，胃肠内几乎没有可供消化的食物，此时若是吃香蕉，将会加快肠胃的运动，促进血液循环，增加心脏负担。

（6）夜宵吃水果既不利于消化，又因为水果含糖过多，容易造成热量过剩，导致肥胖。尤其是入睡前吃纤维含量高的水果，充盈的胃肠会使睡眠受到影响，对肠胃功能差的人来说，更是有损健康。但如果睡眠不好，可以吃几颗桂圆，它有安神助眠的作用，能让你睡得更香。

（7）木瓜中的木瓜酶可帮助人体分解肉类蛋白质，饭后吃少量的木瓜，对预防胃溃疡、肠胃炎、消化不良等都有一定的功效。猕猴桃、橘子、山楂等富含大量有机酸，能增强消化酶的活性，促进脂肪分解，帮助消化。

（施晓敏）

97. 哪些水果不能多吃

　　每天吃水果的确有益于肝移植康复，但是要适量。如果吃得太多就会加重消化器官的负担，导致消化和吸收功能障碍。如橘子吃多了，容易引起咽喉肿痛，嗓音嘶哑；梨吃多了会伤脾胃；柿子吃多了，大便会干燥，原有痔疮者会加重症状，引起便血等一系列不适；荔枝吃多了，会出现四肢冰冷、无力、多汗、腹痛、腹泻。此外，绝大多数 7 岁以下的儿童对水果中所含有果糖吸收不好，吃过量的水果或果汁，不仅影响正餐的食欲，还由于大量果糖不得不从肾脏排出，容易引起尿液变化，出现"水果尿"，甚至引起肾脏病理性改变。对肝病患者，尤其是儿童患者来说，肝功能康复将受到较严重的影响。未熟透的葡萄、苹果中含有较多的酸类和发酵的糖类，对牙齿有腐蚀性，易造成龋齿。果酸对消化道有刺激作用，肝病患者本身就有不想吃、肚子胀、拉肚子等症状，吃不成熟的水果会加重其不适。另外，食用西柚会提高免疫抑制剂如 FK506、环孢素等的浓度，因此肝移植术后不要食用西柚。

（施晓敏）

98. 肝移植患者可以喝茶吗

　　可以喝茶。茶为成人的最佳饮料。据科学测定，茶叶含有蛋白质、脂肪、维生素，还有茶多酚、咖啡碱和脂多糖等近 300 种成分，可调节生理功能，发挥多方面的保健和药理作用。由于茶具有防止人体内胆固醇升高，有防治心肌梗死的作用，茶多酚还能清除体内过量的自由基，抑制和杀灭病原菌。此外，茶还有提神、消除疲劳、抗菌等作用。这对中年人来说是需要的。茶还可以净化水质，减少放射性物质对人体的伤害。因此，在当前自然环境污染严重的情况下，特别是在城市居住的人们，更应经常喝点茶。

　　适当的喝茶对人体是有百益而无一害的，但是如果不合理的话那就对人体有害处了。喝茶要看体质，中医认为人的体质有燥热、虚寒之别，而茶叶经过不同的制作工艺也有凉性及温性之分，所以体质各异饮茶也有讲究。燥热体质的人，应喝凉性茶；虚寒体质者，应喝温性茶。晚上最好喝红茶。因为绿茶属于未发酵茶，茶多酚含量较高，并保持了其天然的性质，刺激性比较强；红茶是全发酵茶，茶多酚含量虽然少，但经过"熟化"过程，刺激性弱，较为平缓温和，适合晚间饮用。尤其对脾胃虚弱的人来说,喝红茶时加点奶,可以起到一定的温胃作用。但是,平时情绪容易激动或比较敏感、睡眠状况欠佳和身体较弱的人,晚上还是以少饮或不饮茶为宜。另外,晚上喝茶时要少放茶叶,不要将茶泡得过浓。因为空腹饮茶会伤身体,尤其对于不常饮茶的人来说,会抑制胃液分泌,妨碍消化,严重的还会引起心悸、头痛等"茶醉"现象。

(施晓敏)

99. 肝移植术后可以食用冬虫夏虫和灵芝孢子粉吗

通过大量的随访,我们没有发现肝移植术后食用冬虫夏虫和灵芝孢子粉会提高排斥反应的发生率,相反不少患者移植术后食用冬虫夏虫和灵芝孢子粉后体力和精神恢复顺利,但我们不建议每个患者都要食用冬虫夏虫和灵芝孢子粉,这只是锦上添花的事情。

(施晓敏)

100. 如何正确洗手

洗手是预防细菌和病毒感染的最简单及最有效的方法,洗手可预防甲型肝炎、细菌性痢疾、伤寒等疾病。

(1) 何时需要洗手:进入室内前、离开医院前、如厕后、进食前、咳嗽或打喷嚏后、处理食物前、摸完宠物后、处理过排泄物或呼吸道分泌物后、从外面返回住家或办公室时、碰触口罩外部表面及任何时候手部脏时。一天最好能洗手五次以上,保持清洁卫生。

(2) 正确洗手步骤:①湿,在水龙头下把手淋湿,包含手腕、手掌和手指均要充分淋湿;②搓,双手擦上肥皂,搓洗双手之手心、手背、手指、指尖、指甲及手腕最少要洗 20 秒;③冲,用清水将双手彻底冲洗干净;④捧,因为洗手前开水龙头时,手实际上已污染了水龙头,故捧水将水龙头冲洗干净,或用擦手纸包着水龙头关闭水龙头;⑤擦:以擦手纸将双手擦干。

(3) 洗手的注意事项:①最好使用温水,38～42 ℃的温水比冷水更有清洁效果;②去除手部首饰,如手上戴了戒指,会使局部形成一个藏污纳垢的特区,难以完全洗净;③要使用肥皂,效果比单独用水洗要好得多;④时间 30 秒,全部的洗手时间至少需 30 秒,才能达到有效的清洁;⑤冲洗干净,在整个冲洗过程中,双手须保持向下的姿势,以避免水逆流回未洗的手肘部位;⑥使用擦手纸,最好不要使用毛巾,因毛巾容易潜藏病菌,易将洗净的双手沾染病菌。擦手纸使用完暂勿丢弃,可用来关闭水龙头或开门,避免刚洗净的手又碰触物公共物品表面而沾染细菌或病毒;⑦指甲减短,洗手不能忽视容易沾染致病菌的指甲、指尖、指甲缝及指关节等,指甲缝需随时保持清洁。

(施晓敏)

101. 肝移植术后怎样做好口腔护理？　如何洗澡

　　肝移植术后应选择柔软的牙刷,这样才不会损伤牙龈。饭后应及时刷牙,并且应用抗菌漱口液。如果装有假牙,应该在每次饭后彻底地清洗它们。对于一般人而言,半年进行 1 次牙科检查很重要,可以避免感染和蛀牙。而对于肝移植患者,除非出现严重的牙科问题,一般在术后半年内不应该接受口腔手术,以免发生感染。半年以后,在接受任何牙科手术前 24 小时应服用抗生素,并且在手术后 48 小时内继续服用,以起到预防感染的作用。

　　肝移植切口愈合后早期洗澡时,选择淋浴;使用温和的肥皂;公共浴盆应被禁止使用;3 个月后自家浴盆可以使用。

(施晓敏)

102. 肝移植患者如何做好皮肤及头发护理

　　肝移植患者使用类固醇皮质激素后在面部、胸部、肩部或背部会出现痤疮。痤疮严重时,可用温和的抗菌肥皂局部清洗,每日 2～3 次。尽量避免摩擦、挤压痤疮部位,并且不要使用化妆品掩盖痤疮,因为化妆品会妨碍痤疮的消退。如果出现严重感染的痤疮,应寻求皮肤科医师的治疗。如果皮肤非常干燥,暂时停止清洗那些部位以使皮肤恢复天然湿度。泼尼松还可能会损害发质,经常使用染发剂、烫发液和漂白剂会使头发变脆并且断裂,所以要使用品质良好的头发护理剂。

(施晓敏)

103. 肝移植患者为什么要避免日晒

对于每个人而言,过多日晒都是危险的,因为日光中含有的紫外线会造成皮肤的过早老化、灼伤和皮肤癌。由于移植患者的免疫系统不能修复所有紫外线对皮肤的贯穿伤,因而成为发生皮肤癌的高危人群。因此,在日常生活中应该做到以下几点,以减少日晒保护皮肤。①避免在中午紫外线最强的时候暴晒于阳光下,尽可能坐在阴凉处。②使用防晒液,外出时还应该带帽子,穿长袖衣服和轻便透气性佳的服装。③在春夏季期间应用高质量的防晒指数至少为 15 的防晒液,将防晒液涂在所有暴露的部位,尤其是面部、颈部和手部。④如果出汗,尤其是游泳后,应该有规律地再次涂抹防晒液。⑤即使是多云的天气,日光也会造成损伤,从大海、沙子、雪和混凝土折射过来的紫外线也会造成晒伤。⑥千万不要日光浴。

（施晓敏）

104. 肝移植术后能否饲养宠物或进行植物栽培

一般不提倡与宠物亲密接触,如果酷爱宠物,必须遵守以下原则:在抚摸过宠物后,应彻底洗净双手;保持宠物健康和卫生;避免接触宠物的排泄物;不要让宠物舔自己的脸;避免接触迷途的、生病的或来自国外的宠物。建议患者术后 3～6 个月内避免接触植物和泥土,因其中含有的大量病原微生物可以通过皮肤伤口进入体内,造成感染。如果患者是园艺师,在工作时一定要戴手套,并经常洗手,尽量避免接触腐败的肥料。

（施晓敏）

相｜关｜生｜育｜话｜题｜

105. 肝移植后能结婚吗

　　肝移植术后完全可以结婚组织家庭。国内外大量案例表明，无论是男方肝移植，还是女方肝移植，亦有双方都是肝移植而结婚的患者都和常人一样过着幸福的生活。

　　肝移植术后3个月内禁止性生活，术后3个月以后腹部切口已经愈合，肌肉强度逐渐增加，性生活恢复正常，但要适当克制，不能放纵，一般每周1～2次比较合适。性生活前后要特别注意会阴部卫生。免疫抑制剂会影响口服避孕药的效果，因此不要选择药物避孕。由于有感染的可能，也不提倡使用宫内节育器。避孕套是预防感染和避孕的最好措施。

（施晓敏）

106. 肝移植后能生育吗

　　肝移植术后生活质量恢复的一个重要组成部分就是像正常人一样成为父母。许多进行肝移植的女性正值育龄期，在移植前，由于机体处于肝衰竭中，她们的妊娠及妊娠预防并不是医生所关心的问题。然而，很多移植前无月经的妇女，在肝移植术后几乎能迅速地恢复正常的月经周期，于是能否进行正常的生育成为一个不可避免的话题。有报道，女性移植受者的受孕时间在移植后3周就可以发生。

　　其实肝移植后生育与肝移植手术本身没有关系，要考虑以下几点：①正在服用的药物是否有致畸性；②体内是否还有肝炎病毒，是否复制；③原发病是什么；④如果是女性，身体状况是否能够承受怀孕期间增高的身体负荷。

　　国内外大量案例表明，无论男方还是女方有过肝移植的家庭都可以生出健康的宝宝。在准备生育前，建议与给你做手术的医师联系，请求生育指导。女性肝移植患者如果生育，需在医师和妇产科医师的监护下有计划地进行。

（施晓敏）

107. 肝移植后什么时间生育最好

在肝移植早期，患者身体各方面还没有彻底恢复，生育能力比较差。移植1年以后，身体基本恢复，使用的免疫抑制剂药量和浓度也比较低，此时生育能力基本恢复。

目前国际上比较公认的是移植后1年肝功能稳定，且妊娠前1年未发生排斥反应，那么妊娠将是安全的。此时机体完全康复，不再使用激素，免疫抑制剂浓度也比较稳定。

（施晓敏）

108. 肝移植后生育对后代有影响吗

对于肝移植受者而言，最令人担心的问题是肝移植后生育对胎儿的影响。由于长期使用免疫抑制剂，药物对胎儿的毒性是关注的焦点。免疫抑制剂对胎儿的影响可以是比较明显的畸形，也可以表现为不太明显的缺陷，如免疫学异常和出生后数年后才表现出来的认知障碍等。对于准备生育的移植妇女，建议应该将吗替麦考酚酯改为其他免疫抑制剂，并至少应该在换药后6周才能怀孕。已有发现表明，泼尼松与某些偶发的出生缺陷有关，当其剂量超过20毫克/日时更易出现，同时硫唑嘌呤也存在类似情况。因此，对于已经不使用吗替麦考酚酯、硫唑嘌呤和激素的患者，肝移植后生育对后代基本没有影响。

（施晓敏）

109. 肝移植女性生育后可以用母乳喂养宝宝吗

母乳中的免疫抑制剂对宝宝的可能危害与母乳喂养自身优点相比，哪个更重要，目前还没有定论。美国儿科协会支持服用泼尼松的母亲采用母乳喂养，不支持服用环孢素的母亲采用母乳喂养，但对硫唑嘌呤和他克莫司未作说明。也有报道，不建议在使用硫唑嘌呤时进行母乳喂养，因为即使很小剂量的硫唑嘌呤仍能在乳汁中检测到它的存在。

（施晓敏）

110. 妊娠对移植肝脏或受者身体有影响吗

大多数情况下，妊娠对移植肝的影响比较小，有研究观察了 17 例肝移植患者的 20 次妊娠，12 例妇女肝功能正常，而其余患者产前有一些酶类的升高，一例活体移植排斥反应未经治疗自然消退。一般认为，如果妊娠前移植肝功能稳定，则妊娠不会影响移植物的功能，也不会影响移植物的远期存活率。但应该指出的是，女性肝移植患者的妊娠仍然是高危险度的，需要协调团队进行母亲、胎儿和移植物三方面的紧密监护，包括血液化学物质浓度和药物水平测试、超声检查、感染的筛查及必要时进行肝活检，若是巴德-吉亚利综合征肝移植患者，还需避免妊娠导致血栓形成。

（施晓敏）

CHAPTER THREE

肺脏移植

基 | 础 | 知 | 识

111. 什么是肺移植？　目前最大的障碍是什么

肺移植也就是人们通常所说的换肺。以功能正常的肺组织替代患者功能衰竭的肺组织，以达到改善患者术后肺功能，提高生活质量的一种手术方法。肺是为全身提供氧的器官。我们身上没有哪个部分可以离开氧气而生存。肺的功能包括通气和换气两部分：通气是指将空气中的氧气吸入到肺泡中而将肺泡中的二氧化碳呼出体外；换气是指将肺泡中的氧气吸收到血液中以分布到全身，而将血液中的二氧化碳交换到肺泡内。无论是通气还是换气功能的损害，都会导致肺功能的下降。

当一个人的肺功能进行性地下降到一定的程度，将会严重影响他的活动能力，甚至需要吸氧以维持生命，而且随时会因为感染等因素使病情突然恶化，危及生命。在这种情况下，只有肺移植才能挽救他的生命。

1963 年，美国密西西比大学专家进行了第一例人类肺移植，之后 20 年虽然进行了 40 余例均未成功。1983 年加拿大多伦多大学专家成功地为一例肺纤维化患者施行单肺移植，生存 6 年半余，标志了现代肺移植的开端。目前全世界已完成 5 万多例临床肺移植，技术成熟，疗效明确，很多患者在接受肺移植手术后长期生存，并拥有良好的生活质量。

影响肺移植广泛开展的最大障碍是器官来源困难，在我国每年有约 30 万需要器官移植的患者，仅有 1 万人能够接受手术。在日本，肺移植患者等待供肺的平均时间超过 800 天。

（杨运海）

—— 专家简介 ——

杨运海

杨运海，上海交通大学附属胸科医院胸外科副教授、副主任医师、硕士生导师，医学博士。上海市医学会器官移植专科分会青年委员，海峡两岸医药卫生交流协会胸部肿瘤专业学组委员、创伤学会青年委员、微创外科学会青年委员。

致力于肺脏移植工作 15 年，积累了丰富的临床经验。

112.　哪些疾病患者需要肺移植

患有良性终末期肺部疾病的患者，需要肺移植。良性终末期肺部疾病包括：①慢性阻塞性肺病、肺气肿、慢性哮喘、支气管炎；②弥漫性支气管扩张；③各种原因引起的肺纤维化、肺间质病变（包括感染和药物等引起的肺间质病变、淋巴管平滑肌瘤病、蛋白沉积症等）；④各种职业性肺病（矽肺等）；⑤原发性或继发性的肺动脉高压；⑥结节病；⑦系统性自身免疫疾病（硬皮病等）引起肺部损害。

患有细支气管肺泡细胞癌的患者，多数死于远端呼吸道阻塞导致肺的气体交换面积减少引起的呼吸衰竭，如果药物治疗无效，也是肺移植的指征之一。

（杨运海）

113.　哪些患者可以做肺移植

（1）有各种症状、不可逆转、进行性加重、其他治疗手段无效的各种终末期肺部疾病。

（2）威胁生命的并发症，如气胸、咯血。

（3）5 年内无恶性肿瘤、无心肝肾等重要脏器疾病（细支气管肺泡细胞癌和皮肤基底细胞癌除外，同期肺肾、肺肝移植除外）。

（4）正常生活明显受限，或氧气依赖，但可步行。

（5）精神状态正常，能配合治疗。

（6）营养状况能耐受手术，有康复潜力。

（7）一般地说，单肺移植年龄＜65 岁，双肺移植＜60 岁。

（杨运海）

114.　肺移植的禁忌证、风险有哪些

肺移植的禁忌证有以下七种：①不能控制的肺部或者肺外感染；②过去两年中有恶性肿瘤病史；③其他重要脏器存在严重功能障碍；④严重的冠状动脉疾病或者心力衰竭；⑤严重的胸廓或者脊柱畸形；有烟草、药物或者酒精依赖；药物或者酒精依赖；⑥没有解决的心理疾病或者不能配合治疗；⑦HIV 感染，活动性乙

肝或者丙肝。

　　肺移植最常见的风险是感染和排异反应。其中排斥反应分为急性排斥和慢性排斥。其他的风险包括：手术并发症、肺缺血再灌注损伤、气道并发症、胃肠道并发症等。

（杨运海）

115. 肺移植的手术效果怎么样？　肺移植费用是多少

　　目前为止，全世界已完成 5 万余例肺移植手术，因此这是非常成熟的治疗手段。不仅可以延长患者的生命，并极大地改善了生活质量。总的来说，手术成功率可达到 90% 以上，3 年和 5 年生存率可达到 70% 和 60% 以上，多数患者术后可恢复正常工作。随着抗排斥药物的更新，肺移植术后长期生存者越来越多。因此，肺移植已成为治疗良性终末期肺部疾病的安全有效手段。移植后的并发症包括感染、排异等，已经有了很好的有效的药物预防和治疗。但是术后严格随访和患者的密切配合，对减少这些并发症、提高效果是非常重要的。

　　一般地说，接受肺移植手术在住院期间的总费用为 30 万～50 万元，术后需要长期服用抗排异的药物，根据药物的品种不同，费用各异。但随着药物的国产化和服药剂量的逐渐下调，费用也会逐渐下降。

（杨运海）

116. 肺移植的手术方式有哪些？　如何选择单肺移植或双肺移植

　　肺移植的手术方式有：单侧肺移植、双侧肺移植、心肺联合移植、肺叶移植。

　　需要肺移植的患者其两侧肺的功能都不好，单肺移植是指将其中的一侧肺切除后，换上新的肺，一般选择肺功能相对较差的一侧。但是对于感染性的终末期肺部疾病，单肺移植后的全身免疫抑制，将导致另一侧自体肺的感染播散，而这往往是致命性的，因此必须接受双肺移植，即将两侧感染的肺全部切除后换上新的肺。即使是非感染性的疾病，在有些情况下也应该接受双肺移植，手术更为安全，手术后处理相对简单，效果更好。虽然双肺移植的技术更为复杂，但随着技术的发展,目前与单肺移植相比,其手术成功率和费用无明显区别,而其远期肺功能的改善和长期生存率均优于单肺移植。因此,在国外有经验的肺移植中心,双肺移植几乎取代了单肺移植。

(杨运海)

117. 双肺移植的适应证有哪些

(1) 适合所有单肺移植的患者,年龄小于 60 岁(可根据患者实际情况适当放宽年龄限制)。相对年轻的患者,选择双肺移植效果更佳。

(2) 终末期感染性的肺部疾病(如囊性纤维化、弥漫性支气管扩张症等)。

(3) 严重的阻塞性肺部疾病,伴有明显的肺动脉压力增高和右心功能不全。

(4) 供体质量欠佳时,双肺移植有助于安全度过手术关。

(5) 非感染性的终末期肺部疾病患者,有反复的继发性感染病史,如肺内有耐药菌(如洋葱伯克霍尔德菌、铜绿假单胞菌等)定植,应接受双肺移植。

(6) 原发性肺动脉高压患者,如接受单肺移植,围手术期处理困难,死亡率较高,术后生活质量只得到有限的改善,因此双肺移植是最佳选择。

(杨运海)

118. 供体选择标准是什么

供者年龄<55 岁;胸片正常;肺泡气体交换正常,即吸入氧浓度(FiO_2)＝1.0 及呼气末正压(PEEP)为 5 厘米水柱时,动脉血氧分压(PaO_2)≥300 毫米汞柱;气管镜正常;乙肝指标阴性及 HIV 阴性;ABO 血型与受体一致;供体肺大小与受体相符。

由于供体的短缺,当前国外供体的标准已放宽,边缘性供体、活体肺叶供体、劈开全肺分成上下肺叶供体和心脏停跳肺供体均已用于临床。

(杨运海)

119. 什么情况下需要体外循环（CPB）及体外膜肺氧合（ECMO）

成人单肺移植一般无需应用 CPB 或 ECMO,整体双肺移植要用 CPB 或

ECMO，序贯式双肺移植时根据具体情况决定是否要用 CPB 或 ECMO。儿童肺移植和肺叶移植的要在 CPB 功 ECMO 支持下完成。

CPB 的适应证是：①高碳酸血症和酸中毒用药物不能纠正；②PaO_2 < 6.7 千帕(50 毫米汞柱)；③循环不稳定或手术误操作等。CPB 可经股动静脉进行，右肺移植时亦可经主动脉和右房插管。肺移植术后如发生早期移植失败、严重呼吸衰竭和心功能不全的患者则应考虑使用 ECMO。

（杨运海）

120. 影响肺移植成败的因素有哪些

(1) 供体短缺：目前在美国等待供体时间为 18～24 个月，大约有 16％的患者在等待供体时病情加重而死亡。

(2) 缺血再灌注损伤：临床上大约 15％的肺移植受者发生严重的缺血再灌注损伤，以非心源性肺水肿为典型表现，发生于肺移植后的 12 小时内。它是早期死亡和长期入住 ICU 的最常见原因。一旦发生可采用保护性呼吸机支持、积极利尿和吸入 NO，紧急情况下采用 ECMO。

(3) 急性排斥：急性排斥反应诊断的金标准是多处支气管活检获得的肺实质的组织学检测。急性排斥的病理学特征是血管周围淋巴细胞浸润。纤维支气管镜(纤支镜)活检已证实是有效而安全的。在移植后 2 周可常规行纤支镜检查，并在术后 1 个月、2 个月、3 个月、6 个月、12 个月时复检，在对急性排斥治疗后 2 周复检纤维支气管镜以评估治疗效果。急性排斥反应的治疗主要根据病情的严重程度、是否复发和患者的状况而定，经典的治疗是大剂量的激素冲击疗法，一般用 3 天，以后根据情况逐步减量。

(4) 感染：移植后的早期细菌感染是最常见并且是这期间死亡的主要原因。最常累及的器官是那些移植的供体。在成人肺移植中因感染占死亡原因的 25％，而活体肺叶移植感染占死亡原因的 53.4％。巨细胞病毒性(CMV)疾病是最常见的术后感染性并发症，报告移植患者的感染率是 13％～15％，受者 CMV 阴性而供者 CMV 阳性的肺移植发生感染的危险性最高，而在受者和供者均为阴性的移植通常见不到。对严重威胁生命的高危患者使用预防性治疗，常规每天静脉给予更昔洛韦 12 周预防，通常移植后 7～14 天开始。真菌感染可发生于移植后的早期和晚期。对单肺移植的患者自体肺存在曲霉菌、念珠菌感染能用系统性和吸入两性霉素和氟康唑结合治疗。对所有真菌感染都需要长期持续治疗。

（5）细支气管阻塞综合征（BOS）：BOS 是成人肺移植的主要死亡原因。在生存超过 1 年后，80％以上的死亡是肺的原因引起的，其中 30％是由于支气管阻塞，许多患者不能从肺感染中恢复是由于严重的气道阻塞，或是和治疗 BOS 相关的免疫抑制的结果，对 BOS 治疗的限制正在改变免疫抑制药物的选择。BOS 是免疫介导过程的积累，是由慢性排斥反应引起的。

121. 肺移植的住院流程是什么样的

（1）当你的呼吸功能明显下降，已明显影响到你的生活质量时，你应该尽早咨询有肺移植资质的医生。

（2）如果你的病情符合肺移植指征，医生将安排必要的检查，这些检查包括：肺功能测定、血气分析、心脏超声、X 线检查、血液化验，可在 1～2 天完成并得到结果。病情严重者将有肺移植组专人陪同完成。然后肺移植的相关科室（包括胸外科、肺内科、心外科、心内科、麻醉科、营养师）评估你的病情。评估的结果有两种可能：尽早肺移植或暂时不需要肺移植。如果是后者，医生将为你制订合适的治疗方案，尽可能改善生活质量和延缓肺移植的时间。

（3）如果患者需要尽早接受肺移植，患者将进入等待供肺的名单。在此之前，患者和家属应该和肺移植组负责人见面，你有权了解所有的情况，并在完全自愿的情况下完成所有相关手术和其他检查治疗前的签字。提供详细的联系方式，确保能随时联系上。

（4）在进入等待名单后，即可着手移植术前的准备工作。包括必要的检查、在等待过程中的药物治疗、营养支持、有关旨在提高术后恢复潜力的锻炼计划以及有关肺移植术前、术后的知识辅导。医生将根据病情制定个性化的方案，并进行定期的随访以及时调整。等待时间超过 6 个月的患者，必须最新接受评估。

（5）有了合适的供体肺，医生将根据血型、病情严重程度、等待时间、供体大小等因素决定受者，并尽快通知受者办理完住院手续。完成术前准备工作后，根据供体到达时间，提前 2～3 小时进入手术室，术后进入重症监护病房，病情稳定后进入病区监护室，再转入普通病房。如无严重的并发症等情况发生，一般术后2～3 周出院。

（6）患者出院时医生将提供详细的用药医嘱和注意事项，以及随访计划、术后功能锻炼方案。

（杨运海）

随｜访｜与｜注｜意｜事｜项

122. 抗排斥反应的药物有哪些？ 要吃多长时间

排斥反应最常发生在移植术后的 3 个月。症状包括发热、寒战、流感样疼痛、气短。有时候发生排异反应是可以没有症状的，为了发现这些没有症状的排异反应，肺移植术后需要定期通过纤维支气管镜获取小块的肺组织进行活检。

抗排斥反应的药物有：他克莫司、环孢素、吗替麦考酚酯、硫唑嘌呤、泼尼松等。抗排异药物需要终身使用。

（杨运海）

123. 出院之后的注意事项

（1）谨遵医嘱服药：①移植前服用的任何药物在移植术后必须经过医生的确认才能服用。②将您服用的所有药物及其剂量列出一张清单并妥善保存。③在没有获得医生的许可之下请不要随便停药。④不要对您服用的药物随便加量或者减量。⑤不要服用过期的药物。⑥在您服用的每种药物的保存瓶上标记出药物名称、服用剂量、服用方法和过期时间。⑦在您外出旅行时随身携带足够的药物，以防止行程延误或改变耽误您的服药。

（2）与您的医生保持联系并且定期告知您的情况。

（3）当您遇到任何问题或者忧虑时，请联系您的医生。例如：①体温超过 38 ℃；②出现流感的症状，例如头痛、寒战、头昏眼花、恶心、呕吐等；③感冒症状如咳嗽、咽喉痛、流鼻涕；④在移植肺一侧或者附近出现新的疼痛；⑤气短、气急加重。

（4）不要忽略您碰到的各种症状，尤其当您遇到各种不寻常的症状时请询问您的医生。

（5）妥善保管各种检查结果，并且随时告知您的医生。

（6）注意您的饮食和体重。

（7）注意坚持锻炼。

（8）每天进行肺功能测试并且记录。

（9）不要接近感染人群。

（10）肺移植后 3 个月之内每周复查，3～12 个月之间每月复查，一年后每 3 个月复查。

（杨运海）

124. 出院后如何预防感染

肺移植后您的免疫系统非常脆弱，因此您将面临发生感染的可能。另外，我们服用的抗排异药物由于抑制了人体的免疫功能，将使您更加容易发生感染，尤其是肺部和泌尿系统的感染。即便是白细胞在正常的范围之内，您也相比其他人更加容易感染。为了预防出院后的感染，您需要注意以下几点。

（1）访问者：①限制来访者。②如果来访者有感冒或者流感的症状，请其痊愈后再来。

（2）环境：①保持居住环境的干净和整洁。②不要工作或者参观任何建筑或者装修的场地和设施。灰尘是非常有害的。如果您必须要接近这类场所，请戴好口罩。

（3）锻炼和活动：①避免在移植后第一年在您的花园内养花、养草。一年后，您可以戴手套和口罩种养花草。遇到您的庭院锄草时，请您待在室内。②注意锻炼。散步有助于扩张您的肺脏、增强您的体质。当您试图进行任何超负荷剧烈运动之前，请告知您的医生并且获得他们的许可。③避免和您的宠物亲密接触。不要在家里增加新的宠物，特别是鸟类。让您的家人和朋友帮助打扫卫生，不要接触灰尘。④在没有获得医生的许可之前，不要擅自去上班或者上学。

（4）饮食：①健康饮食结构，保证各类营养素的摄入。充足的营养能够增强人的抵抗力，有助于预防各种感染。②多喝水。水、果汁和各类运动饮品都是有益的。

（5）日常卫生：勤用肥皂和温水洗手，特别是在进食之前、洗漱方便和接触污染的物品之后。坚持每天洗澡，保持个人卫生。

（6）口腔卫生：①每天检查您的口腔和牙龈。发现牙龈红肿两天以上请及时告知您的医生（牙龈红肿可能是感染或者免疫抑制药物的不良反应，特别是环孢素）。②坚持三餐后清洁您的牙齿和牙龈。选用小号、软毛牙刷和含氟牙膏。③每天用牙线清除牙内异物。④保持牙齿清洁和舒适。⑤坚持每 6 个月让牙医对您的牙齿进行常规检查和清洁。在检查之前告知您的牙医关于您进行肺移植的事情，以便他们注意并且防止可能的感染。

（7）伤口处理：保持您皮肤的干净和完整，不要抓挠和划破，以免引起感染。如果不小心划破您的皮肤，请用清水、肥皂和双氧水等清洁。擦干破损的伤口并且用消毒纱布或者创可贴封盖。

（8）其余注意事项：①每天记录您的体温。如果超过 37.8 ℃请告知您的医生，其可能是感染的早期表现。②检查您的颈部、腋窝和腹股沟区域有无肿块。发现异常后告知您的医生。③可以注射肺炎疫苗。④女性患者每月进行乳房检查。女性患者须定期进行盆腔检查。⑤男性患者每年进行前列腺检查和前列腺特异性抗原（PSA）的检查。⑥每年进行流感疫苗注射。

（9）避免以下两种情况发生：①前面 3 个月避免进入人群拥挤的地方。②不要用浴盆、浴缸洗澡。不要进行桑拿和蒸汽浴。

（10）其他预防感染的措施：①避免生食或者进食半熟的肉类、蛋类以及海鲜，因为它有可能传递某些致病细菌。②如果必须进入或者接近灰尘飞扬的地方，请戴好口罩。口罩会帮助您减少吸入某些真菌孢子的机会。③避免与咳嗽、流鼻涕的人直接接触。④对于发热和感冒应引起足够重视，因为早期治疗可以防止更加严重的感染。在医生的指导下可以进行某些疾病的疫苗注射。⑤如果您以前患过水痘，您就终身拥有保护性抗体。如果您以前没有患过水痘，避免接触水痘患者。⑥如果您要去旅行，尤其是去海外旅行，请询问您的肺移植医生。医生会给您一些必要的建议。⑦如果肺移植组以外的医生让您服用一种从没用过的新药，哪怕是一种抗生素，您一定要询问或者请他询问您的肺移植组医生。因为药物之间可能相互作用，可能会引起排斥或者其他的一些不良反应。⑧不要害怕向您的医生提问。⑨不要因为您经历了肺移植而对生活畏首畏尾，只要您平时多注意一些，您可以过上同样正常和美好的生活。不要老是穿着特殊的隔离衣或者把自己封闭在一个房间里面，您也可以享受外面美好的世界。但是您在生活中要时刻注意预防可能引起的感染。

（杨运海）

125.　肺移植后感染的表现有哪些

虽然大部分的感染都可以治疗，但是您必须能够认识感染的一些症状，以便获得及时有效的治疗。当您碰到以下几点时，请询问您的移植医生：①体温超过

38 ℃；②出皮疹，红、肿、热、痛；③皮肤伤口经久不愈；④口腔以及舌头有白斑，咽痛、咽干、头痛、上颌痛、流鼻涕；⑤有两天以上的干咳或者咳痰；⑥恶心、呕吐、腹泻；⑦流感样症状（寒战、头痛、疲劳、全身无力）；⑧尿频、尿急、尿痛等尿道刺激症状。

（杨运海）

126. 肺移植术后用药的注意事项有哪些

（1）列一张服药的清单以及剂量和用法。

（2）请按照医嘱服药。

（3）不要擅自停药，除非获得医生的许可。过早的停药会导致疾病的复燃，而且针对性的治疗相当棘手。

（4）不宜擅自对您服用的药物加量。

（5）如果您在规定的时间错过用药，不要特别的烦恼。当您记起来时赶快服用，如果是快到下一顿的用药时间，那么就不要再服用错过的那一顿，尽快恢复到正常的服药规律上来。

（6）不要保存过期的药物以及不再需要的药物。

（7）把药物保存在干燥的地方，有些药物需要冰箱保存则必须严格按照保存条件保存。

（8）把药物保存在远离小孩子能够触及的地方。

（9）当您服药后有任何不同寻常的不良反应时请立即告知您的医生。

（10）不要把一种药物与其他药物混淆。

（11）在您保存药物的容器上标明名称、剂量、服用方法、服用时间、过期时间。

（12）在您外出旅行时要随身携带药品，不要与行李箱一起拖运，以防行李箱丢失。

（13）在外出旅行时携带足够的药量，以免旅途延误等引起的不能正常服药。

（杨运海）

127. 肺移植服用他克莫司的注意事项有哪些

他克莫司（FK506）是一种免疫抑制剂，其主要作用在于防止移植术后的器官排斥。器官移植术后，人体内的白细胞会攻击移植器官的细胞。而 FK506 的作用就是抑制人体的免疫系统，防止器官排斥的发生。

我们常用的 FK506 是片剂，有 0.5 毫克和 1 毫克两种不同剂量。服用的剂量因人而异，您需要在医生的指导下调整剂量。在您肺移植后需要长期服用 FK506 以防止器官排异。不要随便更改服用的剂量。当达到一定的血浓度，FK506 就会起作用，您最好每天在相同的时候服药。药物的吸收与您的进食量严密相关，因此不要随便改变您的饮食结构和进食量。

（1）在服用 FK506 之前，您要告知医生以下几点。①您目前服用的各种药物，包括中草药、营养制剂等。②您对哪些东西过敏。③您是否患过水痘（或者近期有水痘接触史）、肿瘤、糖尿病、肝炎、带状疱疹、高钾血症、神经系统疾患或者某些感染。

（2）在服用此药的过程中，需要注意以下几点。①定期检测 FK506 的血液浓度，详细记录并且与医生保持定期会面。您的医生会根据您药物血液浓度的变化调整药物的剂量。②不要生吃牡蛎或者贝壳海鲜类食品，因为在您免疫系统抑制的时候，这些食品中含有的某些细菌或者毒素会造成严重的疾患甚至死亡。③当您服用 FK506 时，不要同时服用葡萄柚或者西柚汁。它们会显著增加 FK506 的浓度。④不要擅自进行任何免疫接种，事先要征得医生的许可。⑤由于您的免疫系统受到抑制，避免感冒或者与感冒人群接触。⑥保持身边有足够的药量，在假期外出旅行时要携带足够的药量。如果进行出国旅游，一定要记住 FK506 不是在所有国家都能买到，事先一定要进行落实。

（3）FK506 的常见不良反应，主要有增加感染机会、高钾血症、低镁血症、高胆固醇血症、高血压等。

（4）出现以下情况时，如焦虑、寒战、意识浑浊、癫痫、腹泻、眩晕、发热、咽喉痛、尿频、出血或者青肿时，需要告知医生您在服用 FK506。

（5）FK506 漏服一次，怎么办呢？如果离漏服的时间不足三小时，请马上服用。如果离下一次服药的时间已经非常接近，那么就跳过一次，不要服用双倍剂量。

（6）FK506 最好保存于原装的药瓶内，密封保存，并且放置于孩子触及不到的地方。最好在常温条件下保存，远离热源、远离潮湿并且避免阳光直接照射。过期药物以及不用的药物要尽早清理掉。

（杨运海）

128. 服用泼尼松要注意哪些事项

泼尼松属于类固醇皮质激素的一种。其可与其他免疫抑制剂一起使用来预防和治疗器官排斥。人体的免疫系统保护您免受感染的侵害，免疫细胞识别移植肺组织并把它作为异物进行处理，这就是器官移植后发生排斥的原因。

（1）泼尼松在一般的药店都能买到，但是注意有不同的剂量。通常我们建议您服用的是 5 毫克一片的泼尼松，它可以在需要的情况下轻松掰成两半来调整剂量。根据医生的建议服用泼尼松，而且医生会逐渐减少泼尼松的剂量。不要随意更改其服用的剂量，不要随意停药。在移植后的每一天您都需要服用抗排斥药物。您的医生会根据实际情况减少泼尼松的剂量甚至停用，包括您在发生某些感染并且需要控制感染时，完全让您的免疫系统与病菌做斗争。

（2）在服用泼尼松的过程中，必须：按照规定的剂量服药，以造成足够的自身免疫抑制、防止排异；身边必须保证足够的药量。在外出度假、旅行时携带足够的药量并且随身携带；不要在医生不知情的情况下进行任何免疫接种；不要在服用泼尼松的同时饮用酒类，酒精会影响泼尼松的效果并且造成严重的不良反应；在没有告知医生之前不要服用任何新药，因为药物之间可能会引起某些不良反应；注意预防感染等情况。

（3）当您发现漏服一顿泼尼松时，请尽快补上。当您发现的时间离下一顿服药的时间非常接近时，那么就跳过一次，不要服用双倍剂量。如果您漏服不止一顿，请联系您的移植医生。

（4）泼尼松会出现剂量依赖性的不良反应。如果出现以下症状时，通知您的医生。①高血压。②食欲增加，这将会导致体重增加——泼尼松会改变大脑的化学介质，增加饥饿感及增加水潴留。③"激素引起的糖尿病"通常是由于服用泼尼松的剂量较高引起。这种情况可以不必治疗。如果您本来就患有糖尿病，这就需要适当调整服药剂量来控制血糖。一切都要在医生的关照下调整。④视野模糊、白内障、青光眼。⑤皮肤变化，皮肤容易青紫，容易出现抓痕，以及对于太阳的直晒敏感。⑥过量的毛发生长，如脸部、背部、手、足等。⑦颜面、手掌、关节处肿胀。⑧口腔溃疡，消化道刺激症状、溃疡。⑨情绪改变、抑郁。⑩关节痛、肌肉无力、骨质疏松，感染机会增加。

尽管泼尼松的不良反应可能非常严重，但是请您记住它对于术后的排异非常重要。当您发现不良反应的时候，在他们对您造成伤害之前，尽快处理。

（5）泼尼松需要在何种条件下保存呢？①在室温下存贮药物，避免阳光直射以及放在过热的地方。②不要在浴室、厨房以及潮湿房间里存贮药物。③密封保存。④不要把药物存贮于过期的包装盒。⑤不要把药物存贮于孩子能够触及的地方。

（杨运海）

129. 服用吗替麦考酚酯的注意事项有哪些

吗替麦考酚酯(MMF,商品名为骁悉)是一种免疫抑制剂,通过对人体正常免疫功能的抑制来防止器官排异。它可以和其他免疫抑制剂共同使用。人体的免疫系统保护机体免受感染的侵害,免疫细胞识别移植器官并把它当作异物进行攻击,这就是移植后发生排斥的原因。肺移植术后,我们通过免疫抑制剂的应用,使您的免疫系统把移植肺认为是自身的器官而免受机体的免疫攻击。

(1)骁悉通常是胶囊制剂,通常是在空腹时伴水或者食物一起服用。整个吞下胶囊,不要咬碎、咀嚼胶囊。骁悉通常一天服用两次,最好在每天的同一时刻服用药物。按照医嘱以及说明书上的正确服用方法服药,坚持每天规则服药特别重要。不要随便停药,术后每天都需要服用免疫抑制剂来防止发生器官排异。您的医生在某些特定的情况下可能会帮您减量或者停药。比如说发生某些特定感染,而治疗需要机体的免疫力来抵御疾病时。

(2)在服用骁悉时,需要注意以下几点。①骁悉服用必须足量以致能够维持足够的机体免疫抑制。②身边必须保证足够的药量。在外出度假、旅行时携带足够的药量并且随身携带。③在服用其他任何新药之前,告知您的随访医生。一些药物,包括口服避孕药、镁铝抗酸制剂或者阿昔洛韦会影响骁悉的效果。④与医生保持定期联系,并出示您的记录单,以便及时监测药物的效果和不良反应。⑤服药期间注意预防感染。

(3)如果漏服一次,请尽快服用。如果离应该服用的时间超过2～3小时,请询问医生。服用骁悉的间隔时间过短可能会造成某些伤害。

(4)骁悉的不良反应:如食欲减退,胃痛、恶心、呕吐,腹泻、便秘、肠胀气,虚弱,颤抖,肌肉痛、腿痛,嗜睡、晕眩、头痛,出汗、潮红,失眠、情绪改变、视力改变,白细胞下降、血小板下降等。

(5)骁悉需要如何保存呢?①室温下保存,不要在过冷或者过热的地方保存。②旅行时,保存于绝缘的容器中。③不要把药品直接暴露于光、热之下。④不要保存于厨房、浴室或者其他潮湿的地方。⑤保存于密闭的容器中。⑥不要存贮在过期的包装盒中。⑦不要放置于儿童能够触及的地方。

（杨运海）

130. 服用缬更昔洛韦的注意事项有哪些

服用缬更昔洛韦主要是为了抑制肺移植以后的巨细胞病毒感染，特别是眼睛感染。缬更昔洛韦不能治疗眼睛感染，但是可以防止其进一步发展。

（1）缬更昔洛韦是一种口服的片剂，当血液中达到一定浓度时，它能有效发挥作用。每天服药的时间最好保持一致。必须按照医嘱服药，服药时最好和食物一块服用，这样才能完全被吸收，才能发挥更好的作用。

（2）服用缬更昔洛韦之前，应告知您的医生以下几种情况。①您正在服用的其他药物(包括中草药、保健品)。②您对什么东西过敏。③是否有肾脏疾病。④是否白细胞计数过低。⑤是否血小板计数过低。

（3）缬更昔洛韦常见的不良反应：如头痛、腹泻、恶心、呕吐、胃部不适，手足麻木、烧灼，疼痛、虚弱、肿胀、失眠等。

（4）出现下面症状时需要联系医生：发热、咽痛，血尿、尿痛，出血或者青紫，黑便，视野内出现浮动斑点，不同寻常的劳累，皮疹。

（5）如果漏服，请尽快服用。如果离您下一次服用缬更昔洛韦的时间不足 2 小时，就不要服用，避免因服用时间间隔过短造成的剂量加倍。

（6）缬更昔洛韦必须保存在原装的药瓶里面，保持密闭并且远离儿童容易触及的地方。必须常温下保存，防止过热、过湿以及阳光直接照射。过期药物尽早清理。

（杨运海）

CHAPTER FOUR

肾脏移植

基 | 础 | 知 | 识 |

131. 何谓肾脏移植

肾脏移植(俗称换肾),就是把一个来自供者的健康肾脏通过手术植入到尿毒症患者的体内,代替病变肾脏的功能,满足患者生理代谢的要求。

肾移植在诸多器官移植中是最为成功的,因为肾移植手术在技术上要求比较简单。同时,由于每个人都有两个肾脏,使患者有可能得到亲属提供的活体肾脏,较易解决组织相容性问题。此外,在术前和术后都可以采取透析疗法解决体内代谢产物聚积的问题,能够为肾脏移植手术成功提供强有力的围手术期支持。

(沈　兵)

—— 专家简介 ——

沈　兵

沈兵,上海交通大学附属第一人民医院泌尿外科主任医师、副教授、硕士生导师、医学博士。

中国生物医学工程学会透析移植分会常委兼秘书长,中华医学会器官移植学分会移植感染学组委员,上海市医学会器官移植专科分会青年委员会副主任委员,上海市中西医结合学会肿瘤微创医学专业委员会常委,中国医师协会器官移植医师分会器官捐献专业委员会委员。

132. 肾移植的发展历程是怎样的

肾脏移植应用于临床,是 20 世纪医学史上的一件大事。在 20 世纪初,许多国外学者试用不同的方法,将兔、猪、羊以及猴肾分别移植于患者的肘前窝、腹股沟,但都没能获得成功。1952 年巴黎一位医生将一母亲的肾脏移植于其独生子的髂窝内。这是世界上第一例亲属活体肾脏移植。术后 23 天因发生急性排斥反应,使移植肾脏丧失功能。1954 年,在一对同卵孪生子之间的肾移植获得长期存活。由于这一阶段的早期、外科操作技术上有缺陷,肾脏缺血时间过长,在抗排斥反应中，没有使用免疫抑制剂或用量不大，致使移植肾脏存活时间很短。1960～1961 年，动物实验发现硫唑嘌呤和泼尼松有延长移植肾脏存活时间的作用，后经肾移植患者临床试用，取得较好效果，一直沿用至今。20 世纪 70 年代环孢素 A 的临床应用，使器官移植的成功率大大提高，肾脏移植 1 年的存活率由原来的 40%～50% 提高至现在的 85%～90%，开辟了器官移植领域的新纪元。

我国肾移植工作开始于 20 世纪 60 年代初，20 世纪 70 年代曾广泛地开展，但由于肾移植术后，免疫抑制药物所致的并发症多，致使肾移植效果不好。20 世纪 80 年代，随着强效免疫抑制药物环孢素 A 的发现，肾脏移植工作转入高潮。到 2016 年底，我国肾移植总数已逾 12 万例次，位居世界第二、亚洲第一，成功率已达到国际先进水平，并以每年 5 000～6 000 例次递增。近几年来，外科技术的不断提高，手术器械的改进，合理应用免疫抑制剂经验的丰富，防治并发症技术的提高为这一学科的发展奠定了基础，国内肾移植 1 年存活率达 95% 以上，10 年存活率接近 80%，临床诊治及手术水平与先进国家相近，但基础研究及组织工作较国外有一定的差距。

（沈　兵）

133. 肾移植前应做哪些准备

（1）身体条件：患者在术前应尽量保持机体处于一种相对稳定的状态，不应伴随其他疾病，如呼吸道感染、肝炎、外伤等。透析患者应在透析中彻底纠正水、电解质紊乱，尽可能提高血红蛋白水平。如有心功能不全，应尽早治疗和纠正。应在充分透析的同时改善和提高受者的体能，以适应手术后机体内各种变化，承受手术打击，耐受各种并发症造成的消耗。

（2）术前透析：要求肾移植术前需不需要透析治疗？就目前统计资料看，无透析肾移植可以减少患者术前透析及输血带来的潜在危险，同时能降低术后排斥反应发生率，有助于术后移植肾功能的恢复，提高移植肾长期存活。但充分的透析，能纠正人体内水、电解质失衡，彻底清除毒素蓄积造成的机体损害，恢复重要器官的正常功能，提高体能，改善一般状态。因此，部分患者就诊时已有明显水肿和营养不良，甚至随时有发生心衰的可能及血钾升高等，术前进行适当的透析是必要的。再次移植者，可以接受透析或在切除移植肾（必要时）后透析，延长两次手术的间隔时间。

（3）促红细胞生成素（EPO）的应用：正如前面所述，透析治疗中输血对移植肾存活与排斥率有肯定的影响。输血产生的"输血效应"会提高术后移植肾的存活率。但在今天环孢素时代，这种效应已明显减弱。而术前反复多次的输血可使受者人类白细胞抗原（HLA）致敏，这是特异性反应抗体（PRA）水平持续增高的重要原因，HLA致敏的比例随输血的次数增加而增高，而致敏者术后1年肾存活率（53％）明显低于未被致敏者（93％）。1年内急性排斥反应的发生率也有明显不同。文献资料表明，术前应用EPO患者与同期接受肾移植而术前单纯输血的患者相比，1年内急性排斥反应发生率前者明显减少而且排斥反应较轻，仅用激素冲击治疗即可逆转，而输血组则有45％的排斥患者需用抗胸腺细胞白蛋白（ATG）方可逆转。另外，应用EPO可以避免由于输血带来的传染病，如肝炎、巨细胞病毒感染等。这些疾病对移植后的患者均能构成生命威胁。EPO治疗对肾移植也存在一定不良影响，如血红蛋白过高增加血液黏滞度，影响移植肾功能。但国内EPO治疗维持血红蛋白尚处于正常低水平，因而EPO对肾移植的不良反应实际上几乎不存在。此外，EPO提高了透析患者的生活质量和体能水平，从而使患者更容易耐受手术和术后的免疫抑制治疗。

（4）心理准备：受者在决定接受肾移植术前，应做好随时准备接受手术的心理准备。首先，应了解手术的大致内容和术后可能发生的各种并发症，同时应了解并非所有受者都能一次成功。还应了解肾移植后并非一劳永逸，移植肾随时间延长有可能发生排斥等而导致移植肾丧失功能。其次，应知道术后还有许多潜在的并发症发生的危险，而这些可导致肾脏功能的丧失甚至威胁生命，因而应与医护人员积极配合，服从治疗，定期随诊。同时，患者的家属也应了解这些情况，协助做好患者的心理准备。

（5）资金准备：大多数患者及单位和亲属对肾移植术抱有十分乐观的态度，但同时又忽视了一个非常实际而又严峻的现实资金问题。肾移植术后为了抑制机体对移植肾的排斥反应，需终身服用免疫抑制剂。虽然随手术时间的推移用药量逐渐减少，但仍需长期服用。免疫抑制剂价格昂贵，加之需定期复查肝、肾功能及血药物浓度检测等，因而费用是不容忽视的问题。一般术后顺利的情况下，每年平均需要8万元人民币左右，如发生急性排斥反应或其他严重并发症，则需要更多的医疗费。每年维持移植肾的费用与血液透析相似。因此，术前一定要有充分的准备，否则术后无力支付医药费则会前功尽弃。

（沈　兵）

134. 肾移植前患者应做好哪些自我护理工作

肾移植为尿毒症患者带来了福音，但接受异体肾脏，始终存在着排斥的可能。因此，术后应严格按医嘱服药，并学会自我观察一些项目，定期来院复查及随诊。

（1）自我观察：项目如下。①体重：每日称重并作记录，测量要准确。②尿量：分别记录白天和夜间的尿量及 24 小时总尿量，以协助判断移植肾脏尿浓缩功能。③体温：最好每日测两次，肾移植急性排斥早期，体温常升高。④移植肾脏大小：要学会自我触诊的方法，检查移植肾脏的大小、软硬度及触摸时有无疼痛等。

（2）按期门诊复查及随诊：肾移植术后，患者应随时同肾移植医生保持联系，并定期到医院复查。复查内容除了上述所讲到的自我观察的项目外，还应检查血常规、血小板、尿常规、尿糖、尿相对密度、血生化检查、肝肾功能、血糖及环孢素或 FK506 浓度等。外地患者要将检查结果向移植医院的医师汇报，以便早期发现并尽早处理问题。

（3）积极、乐观、科学地对待疾病：肾移植后患者所遇到的一些问题与一般疾病不同，有其特殊性，比如免疫抑制药的服用、预防感冒、控制感染等。哪一步做不好，都会影响到移植肾的寿命。因此，作为患者应主动向医务人员、书本学习一些有关肾脏移植的排斥反应和营养学等方面的知识，学会细心观察自己的病情；同时，做一些有利于身心健康的活动，如养花、喂鱼、习字作画等，以充实生活内容，增加生活情趣，分散对疾病的注意力，科学、乐观地对待疾病。

（沈　兵）

135. 哪些患者适合做肾移植

原则上任何肾脏疾患引起不可逆的肾功能衰竭均可考虑肾移植治疗，但最好从下述几个方面加以选择。

（1）原发病：常见适合做肾移植的原发病是慢性肾小球肾炎，移植后年存活率可达 90% 以上。其次是慢性肾盂肾炎及间质性肾炎，但必须彻底控制感染及原发病后才考虑肾移植，多囊肾患者做移植有时需切除病肾。糖尿病肾病导致的尿毒症如血糖不能有效控制，移植肾也会加速出现肾病和肾衰，所以建议行肾-胰岛联合移植。某些原发肾病,例如局灶节段性肾小球硬化(FSGS)在移植术后有一定的 FSGS 复发概率(30％左右),且复发后进展较快,需要引起注意。

（2）年龄:无绝对限制,但以 10～65 岁较合适。

（3）患者健康状况

1）心血管系统:相当比例晚期肾病患者患有高血压,其中大部分可经血液透析纠正,但仍有少数患者血压不能降至正常,可能系血浆内肾素升高的缘故,必要时可切除双侧原肾。

2）溃疡病:移植后应用大量激素可引起上消化道溃疡出血,增加移植后危险性。因此,如患有消化道溃疡,患者应先治愈,然后再考虑移植。

3）感染灶:患者应系统检查呼吸道、泌尿道有无感染灶存在。如存在感染,须采取措施,治愈后再考虑移植。反复发作的扁桃体炎可能诱发移植肾肾炎,建议在肾移植前切除扁桃体。

4）乙肝和(或)丙肝病毒携带者:移植术后大量免疫抑制剂的使用可能导致病毒复制,加重免疫抑制剂造成肝损害,应慎重考虑。目前抗乙肝和丙肝的药物治疗取得了长足的进展,同时进行抗病毒治疗十分必要,通常也有良好效果。

5）组织配型:与供肾者的组织配型良好者。

（沈　兵）

136. 哪些患者不宜做肾移植

对不能耐受手术的患者不能做肾移植,如病情极其危重者、顽固性心力衰竭者、慢性呼吸衰竭者。术后无法长期规律按医嘱服药者(例如精神病患者)不宜做肾移植。恶性肿瘤且无法根治者不适合移植。

由于肾移植后均要使用免疫抑制剂以预防排斥反应,因此某些应用激素和免疫抑制剂可使病情恶化或不能耐受免疫抑制剂药物者,均不宜肾移植,如全身有严重感染或慢性感染迁延不愈、肺结核、十二指肠溃疡、支气管扩张等的患者。

对于有严重血管病变、结节性多动脉炎、严重泌尿系统畸形难以用手术矫正者,也不宜肾移植。此外,原发性高草酸盐尿症者不宜单纯肾移植,但是肝肾联合移植有良好疗效。

（沈　兵）

137．尿毒症患者透析与移植哪个好

　　肾病患者到了尿毒症期，有效的治疗方法只有两种：透析治疗和肾脏移植。但对患者来说，不能简单地说透析好还是移植好。透析治疗患者需要终身腹透或者血透，对患者的生活造成较大的痛苦，生活质量较差，而且会出现各种并发症，如腹膜透析易产生腹膜炎、腹痛；氨基酸、蛋白质、维生素等的丢失等；血透会产生头痛、恶心、血压升高或下降、心血管并发症，如心力衰竭、心包炎以及骨营养不良、贫血、透析性脑病等。相对而言，如果肾移植成功，患者可免于长期透析带来的痛苦，生活质量明显提高，有的可以正常工作，甚至结婚生育等。而且从长远来说，成功的肾移植经济费用要低于透析的费用。但肾移植亦有其并发症，如感染、肝脏损害、排斥反应、心脑血管并发症。这些并发症有可能会危及患者生命，有的可导致肾移植失败。所以说移植和透析各有其优缺点，不能简单地说哪一种方法好。一般认为，成功的肾脏移植，患者的生活质量明显优于透析患者，而长期费用也低于透析治疗。

　　为了等待肾移植，大部分患者需先透析一段时间，肾移植后就不需要再透析了。当然如果移植失败就需要再回到透析治疗，两者还有互相补充的作用。

（沈　兵）

138．尿毒症患者换肾前都要透析吗

　　透析和换肾都是治疗尿毒症的有效措施。以往尿毒症患者在换肾之前需经过一段时间透析，方可进行换肾手术。近年来，随着医学技术的发展、术前检测手段和配型技术的完善，尿毒症患者不透析也能换肾已成为现实。无透析肾移植的治疗模式在国外首先提出，尿毒症患者不用透析直接换肾，其优越性表现在以下几方面。①尿毒症患者早期手术，身体状况较好，贫血和营养不良程度较轻，能更好地耐受手术，术后康复快。②无论供肾来自尸体还是活体，术后患者和新肾的存活时间都比透析后移植要好，特别是无透析活体供肾移植的治疗效果在各种移植方式中是最好的。③没有透析和输血，避免了可能的交叉感染的风险，术后更易进行免疫抑制药物的调整，同时消除了输血诱发排斥这一危险因素，因而术后排斥、心功能不全等并发症的发生率都明显低于透析后移植的患者。④无透析移植的患者术后重返工作的时间较早，生活质量高。上海交通大

学医学院附属仁济医院目前已有 100 余例尿毒症患者未接受透析就直接换肾，术后长期随访，人、肾存活率和生活质量与长期透析后的移植患者相比有较为明显的优势。虽然尿毒症患者可以无需透析直接换肾，但要根据病情选择不同的治疗模式，部分患者就诊时已有明显水肿和营养不良，甚至随时有发生心衰的可能及血钾升高等。此时如果仍然坚持不透析，在等待的过程中随时都有生命危险，若勉强接受移植，则手术的风险也相当大，反而不利于患者的生命安全。

　　肾移植前是否需要透析，要依各人的体质、尿毒症的病情、各器官功能的健康状况而定。因此，不能一概而论，一般由肾移植医生根据每人的具体情况做出决定。肾移植前应进行积极治疗，争取最好的移植效果。

（沈　兵）

139. 肾移植前要切除病肾吗

　　一般认为肾移植前无需切除病肾，因为保留病肾有一定的益处。如病肾中残存的肾功能单位尚可使肾脏每天排出一定量的尿液，这样就可以放宽一些液体入量；同时病肾也保留了一部分内分泌功能。但出现如下情况时，应将双侧或单侧病肾切除。①顽固性尿路感染及慢性肾实质感染；②多发性或铸型结石伴顽固性感染；③顽固性疼痛；④持续性血尿；⑤重度蛋白尿；⑥巨大肾致使下腔静脉压迫；⑦药物难以控制的顽固性高血压；⑧多囊肾伴有疼痛，反复感染及出血者，或者多囊肾太大影响移植肾植入；⑨对于获得性肾囊肿认为有导致肾癌可能者。

（沈　兵）

140. 肾移植前需做哪些组织配型

　　排斥反应是移植失败的一个主要原因。为避免发生超急性排斥反应，必须进行组织配型，常用的组织配型有 4 项。

　　(1) ABO 血型配型：人类红细胞血型有多种，其中主要是 ABO 系统与移植关系密切。当 ABO 血型不相容时，移植后超急性排斥、急性排斥及慢性排斥反应的发生率都很高，故列为禁忌。施行肾脏移植手术，事先必须进行严格的血型化验，使供肾与受肾者血型相符。

　　(2) 淋巴细胞毒性试验：此试验具有特异性强、敏感性较高、能检测出最高稀释度的抗体等特点，操作也较简便，能很快得出结果。试验结果的正常值为小于

10%,如大于 10%为阳性。一般情况下尽量选择数值最低的受肾者接受移植。

（3）人类白细胞抗原（HLA）的血清学鉴定：人体 HLA 是人体主要的组织相容性抗原系统之一。这类抗原存在于有核细胞(白细胞、血小板、皮肤、肝、肾、脾等组织)的细胞膜上,在同种移植中起着十分重要的作用。HLA 的组织定型就是在移植前分别测定供者和受者有核细胞膜上组织相容性抗原的种类,并根据抗原种类是否一致来选择受者与供者。

（4）群体反应性抗体（PRA）检测：PRA 检测机制是通过已知抗原的淋巴细胞与患者血清中含有与淋巴细胞表面特异性结合的抗体。在补体存在的情况下,可发生细胞溶解作用。根据细胞的溶解程度判定患者的免疫状态及 HLA 抗体的特异性。

1）PRA 阳性（＞10%）的患者肾移植存活率明显低于 PRA 阴性（＜10%）患者。

2）PRA＞50%的患者肾移植存活率明显低于 PRA＝11%～50%的患者。

3）PRA＞10%的患者,移植肾功能延迟（DGF）的发生率明显高于 PRA≤10%的患者。

因此,对于高致敏的患者,应寻找 HLA 配型相近者,以避免移植后的排斥。

（沈　兵）

141. 移植肾丧失功能时怎么办

由于患者、亲友、医务工作者都对移植成功及以后的新生活寄以很高的希望。因此,一旦移植肾丧失功能将是一件很痛苦的事。虽然每个患者的经历都是不同的,但下列所述是有可能发生的。

如果移植肾功能完全丧失,患者应该立刻接受维持性血透,以维持移植肾失去功能后的正常生理功能。

在大多数情况下,移植肾失去功能后常被切除。因为此时抗排斥药已停用,不再受到抑制的免疫反应会使移植肾胀痛;如果移植肾是因严重感染或外伤而失去功能也要切除移植肾。

在大多数情况下,患者可就是否再次接受活体供肾或尸供肾做出选择。

患者何时可以再次移植或可以列入等待尸肾移植的名单要依据以下情况：①移植肾失去功能的原因;②患者的健康状态;③患者的合作能力,即遵守医生指示,按嘱服药的情况是否良好,因故不能做到,将仍对再植肾构成危险;④排斥的类型，如果是因长期的慢性排斥而造成的肾失去功能，则可在完全肾衰需要血透以前就进行第二次移植。

等待尸肾移植的时间依据以下几点。①肾失去功能的时间：如果肾是在移植术中或术后不久就失去功能的，则患者应立刻列入等待名单，可尽快在原位再次移植。②患者的年龄和一般健康状况。③患者的血型和组织配型。④抗体的形成，如果由于移植而形成了新的抗体，则可能很难再次找到配型良好的供肾。⑤每一个移植中心都有自己的一套再植原则和程序。因此，如果愿意则最好征求移植组医生的建议。⑥对于移植排斥要以正确的态度来克服焦虑、害怕的心理。这意味着要将好的思想和情绪融于行动中。

有一个移植患者是这样每天早晨对他的免疫系统细胞说："嗨！好家伙，安静下来，肾脏是我们的新朋友，和平相处我们就都会幸福。"此人还采取了一些很积极的步骤，他说："我总是遵照移植组医师的指示和建议去做。"这些包括：①如我保证的那样，精确服用所有药物；②每天监测重要体征；③做好实验室检查；④尽可能避免感染或生病；⑤适当的锻炼和养成良好的饮食习惯，但注意保持体重。他还说："如果我很好地做了这些事，就用不着担心排斥了——你可以说我已具有耐排斥的能力了。那时，我可以放松了并将注意力放到对我来说更重要的事上去。每天尽情享受肾移植给我带来的珍贵新生活。"

感谢现代免疫抑制剂大大改善了移植成功率，使许多患者不再发生排斥，只要遵守移植组医师的指示，并保持健康的生活方式，移植肾就将给您带来一个非常好的新生活并持续长久。

爱护您的新肾，愿您更长久。对肾移植患者来说，等于又获得了一次宝贵的生命。因此，对来之不易的第二次生命，要更加珍惜。如何才能保护好新肾，使它不出现排斥呢？这只有了解了产生排斥的机制，才能有针对性地去预防，把隐患消灭在萌芽状态之中。

长期以来，人们一直幻想着能在人体之间进行器官移植。像修理机器一样，用一些人的器官换掉另一些人已经坏死的重要器官，以挽救他们的生命。由于机体本身所具有的保护性功能，排斥外来的本不属于自身的东西，使得这种尝试难以成功。直到近些年发明了免疫抑制剂，降低了人体的免疫功能，器官移植才得以成功。用这种方法成功地挽救了不少人的生命。不幸的是经过一段时间后，他们中的一些人又出现了排斥，重新倒下。人们不禁要问，为什么又会出现排斥？新肾和机体之间是一种什么样的关系呢？这要从两方面谈。

一方面，新肾代替老肾完成排泄机体代谢产物和调整体液，保证水、电解质平衡的功能，和其他器官共同维持机体的正常生理活动；同时，又从机体不断获取营养以维持自身的生理活动。另一方面,机体在不断地排斥新肾,而新肾也在不停地对抗这种排斥。在这种既对立又统一的关系中,只有保持移植肾的强势,同时降低机体的免疫力,使得移植肾的抗排斥力始终大于机体的排斥力,才能不发生排斥。而破坏这种稳定状态,就是产生排斥的根源。

（沈　兵）

142. 何种情况应该重新开始透析

肾移植术后,因排斥反应等原因出现肾功能不全,经冲击治疗不能逆转,肾功能减退到一定程度时,应重新开始透析。重新开始透析标准,可以按肾炎尿毒症开始透析的标准;但目前已较前标准提高。有人认为移植肾功能不全后应尽早重新开始透析。通常血肌酐在 $600\sim800$ 微摩/升,尿素氮 ≥30 毫摩/升即可开始透析。开始可每周透析 $2\sim3$ 次,视尿量决定脱水量,这样可以延长残余肾功能的时间;同时,透析又协助改善肾功能不全造成的代谢紊乱,提高患者的生存质量。开始透析后应对免疫抑制剂进行适当调整、减量,但不能完全停药。否则会出现发热、移植肾肿胀、疼痛、血尿等一系列肾坏死的症状。

（沈　兵）

143. 何时接受异体肾切除术及再移植术

肾脏出现下列情况应予以手术切除。①超急排斥反应;②加速性排斥反应,不能逆转的移植肾;③血尿往往是肾坏死的症状,没有必要保留坏死的肾脏;④发热由于异体肾坏死导致的高热、寒战等伴有毒血症症状时,多同时有肾脏肿大、变硬、压痛;⑤异体肾动脉狭窄导致的顽固性高血压不能控制者;⑥其他严重并发症发生,需解除免疫抑制状态时,如肿瘤。

肾切除术与再次移植术可同时进行,但由于手术操作复杂,多数应切除异体肾后透析一段时间再接受移植术,一般在肾切除后至少 1 个月或更长时间。如果移植肾是由于超急排斥反应、加速排斥反应,或严重的急性排斥反应而切除的,则间隔时间应更长,而且再移植前应进行组织配型。如果第一次移植的肾脏已经萎缩无功能,直接在对侧做第二次手术而不切除第一次移植肾的做法,也是常有的。

（沈　兵）

儿|童|老|年|肾|移|植|

144. 儿童肾移植的适应证、禁忌证有哪些

原则上各种原因导致的终末期肾衰竭均可行移植。

（1）常见儿童肾移植的适应证如下。①先天性肾畸形如多囊肾、肾发育不全等。②先天性遗传性肾病（Alport 综合征为最常见）、原发性高草酸尿症Ⅰ型和溶血性尿毒症综合征。③继发性肾病如药物性肾病和糖尿病肾病等。④慢性肾小球肾炎、慢性肾盂肾炎、血管性肾病。

（2）儿童肾移植的禁忌证如下。①局部或全身性感染未能控制；②活动性肝炎、结核；③免疫缺陷病毒（HIV）阳性；④长期服用抗惊厥药（苯妥英钠及异戊巴比妥）；⑤严重下尿路畸形难以修复者；⑥HLA 抗体阳性（高敏）者。

（张　明）

—— 专家简介 ——

张　明

张明，上海交通大学医学院附属仁济医院肾移植中心主任医师，硕士生导师，外科学博士。中国医师协会器官移植医师分会青年委员，中国医师协会器官移植医师分会移植免疫专业委员会委员，上海市医学会器官移植专科分会青年委员会副主任委员。

致力于肾移植工作 20 年，积累了丰富的临床经验。

145. 儿童肾移植术后应怎样服用免疫抑制剂

常规采用三联治疗方案：甲强龙第 1 天 10 毫克/（千克·日），静脉滴注，第 2、第 3 天 5 毫克/（千克·日），静脉滴注，此后改泼尼松 1.0 毫克/（千克·日）口服；肾功能明显改善或第 2 天开始，可加用环孢素 A 6～8 毫克/（千克·日），分 2 次口服；如用于术后第 2 天开始给药，0.1 毫克/（千克·日），分 2 次口服；用药期间监测环孢素 A 或他克莫司（FK506）浓度，根据浓度调整药物剂量。

（张　明）

146. 儿童肾移植术后常见的并发症有哪些

儿童肾移植的并发症与成人肾移植相似，排斥和感染仍是术后常见的并发症。其他并发症仅因比例多少而异。

（1）急性排斥反应（AR）：是儿童肾移植后最常见的并发症，一般多发生在 6 个月之内。其发生率较高，而排斥反应导致移植肾丢失的概率也高。接受成人肾脏的儿童，由于移植肾体积大，肾功能有很大代偿能力，而绝对肾小球滤过率与体表面积相关，儿童受者体表面积与成人供者相差较多，且儿童自身产生肌酐较成人少，即使发生 AR，患儿血清肌酐水平也可能不升高或升高不明显，血肌酐升高往往标志排斥已近晚期，因此儿童移植肾排斥反应的诊断是不易及时明确的，需要保持高度警惕。且排斥反应的逆转同成人相比则较难。

（2）慢性排斥反应（CR）：是儿童移植肾丧失功能最常见的原因。据文献报道，在移植肾丧失功能所有的原因中，CR 占 31％，而 AR 仅占 16％。近年来，由于 AR 所致移植肾丧失功能显著减少，CR 导致的移植肾丧失功能上升至 41％。其危险因素大多都是发生过 AR 的患者。若发生过 1 次 AR 者，CR 发生危险将增加 3 倍，而发生过 2 次或 2 次以上 AR 者 CR 发生的危险将增加 12 倍。若患儿所发生的第一次 AR 较晚，CR 导致移植肾丧失功能的相对危险性增加 26 倍。

（张　明）

147. 儿童肾移植术后是否会肾病复发

在儿童肾移植中值得特别重视的是移植肾肾病复发。儿童肾移植因肾病复发导致移植肾衰的比例达 5％～15％，而成人中发生比例不足 2％。可以累及移植肾的原发肾病类型主要有 3 种：①原发性肾小球肾炎；②非特异性的全身系统性疾病肾脏受累；③遗传性代谢性疾病致肾脏代谢异常（如原发性高草酸尿症Ⅰ型）。

明确诊断肾小球肾炎移植肾肾病复发比较难。首先，通常原肾病理诊断资料大多缺乏，随着终末期肾病的加重，肾小球结构会逐渐破坏，原发病的特点不甚明显。其次，移植肾肾小球的免疫损伤同多种原发性肾小球疾病类似，甚至病理检查也难以区分。第三，移植肾可能发生新的肾小球肾炎。

（张　明）

148. 老年患者肾移植的禁忌证和适应证分别有哪些

应该说,肾移植并无一个绝对的年龄界限,国内外都有为 83 岁高龄患者行肾移植术的成功报道。因此,年龄本身并不是绝对条件。关键要看患者的身体状况,通常来讲,年龄越大,其重要器官功能减退越显著,对手术的耐受能力越低,术后并发症和死亡率也越高。目前普遍认为,年龄过大(80 岁以上)的患者,肾移植要慎重考虑,但对于 60～80 岁的老年患者,要权衡肾移植与透析的利弊关系。若一般无严重的心脑血管疾病、肝功能异常及肺部慢性疾患者,均可接受肾移植术。高龄尿毒症患者大多数合并有动脉硬化、心脏病、呼吸系统疾患及糖尿病等,术前应进行全面的检查。对于合并慢性感染,尤其是肺部感染应先彻底控制感染;心功能较差或近期发生过心衰者应待心脏功能改善后方能手术;对于有明显心肌损害、脑梗者,暂不宜手术;合并严重肝病、肝硬化以及严重的糖尿病者,由于术后难以耐受免疫抑制剂的不良反应,不宜行肾移植;严重肺气肿、肺功能较差的患者均不宜做肾移植术。

(张　明)

149. 老年患者术前评估的重点有哪些

老年肾移植患者术前评估的目的是确认医疗、外科手术和精神因素对患者和移植器官存活的不利影响。

(1) 心血管评估:高龄、高血压、高血脂、糖尿病等,是发生心血管疾病的高危因素。对老龄、有糖尿病病史、有心肌梗死或心绞痛病史,有隐性心血管疾病、心功能不全、缩窄性心包炎、甲状腺功能障碍、心脏瓣膜疾病等的患者,是心血管评估的重点。在经过较全面的检查后,慎重决定是否进行肾脏移植手术。等待移植器官时间长时,需要再评估。

(2) 糖尿病患者的评估:糖尿病患者如并发闭塞型血管疾病可降低移植后长期存活率。由于糖尿病直接或间接地增加了外科和移植后并发症的可能,所以对糖尿病患者进行移植前的评估较非糖尿病患者群更有必要性。曼斯克(Manske)等描述了在糖尿病患者中的低危和高危人群:在低危人群中,不需要进行移植前的冠脉造影;高危人群的特征是年龄＞45 岁的 1 型糖尿病患者群,无论有无症状和体征都被视为高危人群。在移植前患者足部所有活动性的溃疡和感染必须治愈。另外,对老年患者,术前应对髂血管情况进行彩色多普勒 B 超检查,了解血管通畅情况。

(3) 感染情况的评估:评估结核、牙龈脓肿、泌尿系感染、腹膜透析导管感染等潜在的感染诱因,有时要明确感染部位和病原体是比较困难的。至少确定受者在移植前 1 个月确无感染病灶。此外,在移植前如有可能,应完成标准的免疫接种,如预防流感、乙型肝炎的疫苗等。

(4) 患者有无肿瘤的评估:常规影像学检查,肿瘤标志物的筛查。

(张　明)

150. 老年患者肾移植术后常见的并发症有哪些

感染和心脑血管疾患是老年肾移植患者最主要的并发症,也是导致老年肾移植患者死亡的最主要原因。

(1) 缺血性心脏病:肾移植受者是心血管疾病的高危人群。

(2) 高血压:在终末期肾病(ESRD)患者中,通常伴有继发性高血压,而术后高血压又与使用免疫抑制剂因素相关,易发生冠心病、脑卒中、心衰等心脑血管事件的危险。

(3) 高血脂:在肾移植受者中能够导致高脂血症的有年龄、肥胖、蛋白尿、抗高血压治疗、糖皮质激素的用量、移植前高脂血症、环孢素 A 和西罗莫司治疗、肾功能不全、糖尿病等。其中糖尿病激素治疗的累积剂量作用最为明显。

(4) 高尿酸:高尿酸血症和痛风是肾移植受者随诊中较常见的问题。

(5) 高血糖:移植后糖尿病(PTDM)是患者较为严重的并发症。PTDM 的出现使与移植相关的并发症风险明显升高,包括移植物排斥反应、移植物失去功能和感染。同时与疾病相关的慢性高血糖,也是导致加重心血管疾患的长期危险因素。

(张　明)

亲属肾移植与肝肾联合移植

151. 对亲属肾移植供肾者有什么要求

目前对亲属肾移植供肾者的术前评估主要包括伦理学评估和对供肾者的医疗评估两个方面。

（1）伦理学评估：活体肾脏移植最大的伦理学问题是对一个家庭和个体的"风险受益比"评估。只有在利益远大于风险、并且捐献者及其亲属完全自愿的情况下进行的活体器官捐献，才是伦理学上可接受的。根据原卫生部《人体器官移植技术临床应用管理暂行规定》中规定：器官移植准入或指定医院必须成立"人体器官移植技术临床应用和伦理委员会"，该委员会在医疗机构进行活体器官摘取前，主持人体器官移植技术临床应用与伦理听证会，邀请医学、法学、伦理学、社会学等方面专家和活体器官捐赠者本人及其家属参加，确认符合法律、法规、医学伦理学和医学原则、是活体器官捐者本人真实意愿、无买卖人体器官或者变相买卖人体器官后，方可进行活体器官移植。医疗机构在摘取活体器官捐赠者所同意捐的器官前，应当充分告知捐赠者及其家属摘取器官手术风险、术后注意事项、可能发生的并发症及预防措施等，并在活体肾移植术未实施前签署知情同意书，供受体双方随时可以无须任何原因的提出延缓或终止。并且，人体器官移植技术临床应用伦理员会要求相关人员对供、受者公开的个人资料予以保密。

活体亲属供肾移植（RLT）是慎之又慎的工作，伦理听证会只是其中一个重要的环节。一般而言，RLT 实施前要经历以下几个流程。①医师解释供受者提出申请活体供肾移植的相关问题；②供、受者备好 3 证（即身份证、户籍证明和公证书）；③组织配型和相关检查；④主治医师交代知情同意条款并签署意见；⑤科主任签署意见；⑥伦理委员会听证和批准；⑦3 天冷静期；⑧再次确认，实施手术。

（2）医疗评估：活体肾移植供者医疗评估的首要目的就是确保供者的医疗

安全性和社会适应性。供者评估应依据熟悉的、公认的、以临床证据为基础的合理程序进行。筛查重点应放在尽早筛查出属不合格捐赠的供者，达到利益最大化和风险最小化。

1）活体供者类型：主要是指与受者有无血缘关系的亲属供肾。血缘关系愈接近，遗传物质愈相同，排斥反应愈弱，移植物长期存活率愈高。

2）供者危险性：供者捐出器官后总的身体健康状况是良好的。

3）ABO 血型和交叉配型：ABO 血型的相容性是首要鉴别条件，不相容者不能捐赠。血型相符确认后，完成组织相容抗原分型和交叉配型。

4）活体供者评估项目如下。①实验室筛查项目：血液检测、病毒试验、尿液检测；②病史、体检及辅助筛查；③肾功能检查（GFR，肌酐清除率）；④影像学对肾脏解剖学评估检查。

（张　明）

152. 亲属活体供肾移植有哪些优缺点

目前，在国际上肾移植是举世公认的治疗尿毒症的最佳选择。肾移植获得成功的患者可以像正常人一样工作和生活。然而，近年来因缺乏供体来源，不少患者只能在病魔折磨中排队等候，甚至有的患者失去了重新获得生命的希望。

在我国"供体缺乏"的问题由来已久，它一直困扰着广大患者和医师，成为我国器官移植技术发展的最大障碍。然而，在国外一些科技先进国家除供肾绝大多数取自脑死亡者外，还广泛运用亲属活体供肾移植。如日本亲属活体供肾移植占肾移植总数的 73.5%，在美国亲属活体供肾移植占肾移植总数的 52.7%，而在我国占肾移植总数还不到 4%，其中绝大多数是在近两年内施行的手术。由此可见，活体亲属供肾移植在我国还需要进一步加强宣传工作，以缓解供求矛盾。由于等待肾移植的患者越来越多，而供肾来源非常有限，所以针对这一现状，我们积极开展亲属活体供肾移植手术并获得全部成功。医学研究发现，健康者只要有一只肾脏就可以维持正常的生活和工作，因此捐献肾脏后的亲属不会因只剩一只肾脏而影响生活质量，但是要定期体检防止剩余的肾脏出现偶发病变。

根据组织配型而言，最合适的供肾者是患者的兄弟姐妹，其次是父母，然后才是其他亲属。对于亲属供肾前的健康评估包括以下内容。①血型必须相容；②病毒学筛选检查，包括肝炎病毒、艾滋病病毒和巨细胞病毒等；③组织配型，包括群体反应性抗体(PRA)、人类白细胞抗原(HLA)分型、淋巴毒性试验(CDC)；④术前住院检查,包括心电图、胸片、肝肾功能、血和尿常规检查以及磁共振血管造影等检查；⑤B超检查,包括肝、肾等。经过上述各项检查完全符合要求者,而且捐赠不涉及金钱和善意诱导。最后,完全由捐赠者做最后决定是否进行捐赠。

亲属活体供肾较尸体供肾优越性表现在以下几个方面：①组织配型好,排斥发生率低,存活率高,移植率高,移植效果好；②择期手术,准备充分,热缺血时间短,肾脏质量好；③免疫抑制剂用量相对少而费用低。由此可见,亲属供肾质量最好,如果移植术后早期不发生排斥,一般预期其肾功能将很好。

健康地享受生活是生命赋予每个人的权利,人类共沐生命阳光也是每个人的责任和义务。破除迷信,呼唤爱心,确信血一定浓于水,会有更多人更新观念,奉献出自己的一个肾,以挽救更多亲人的生命。让我们这个社会充满着爱,让每个人生活得更好！

（沈　兵）

153. 亲属肾移植供者手术有何风险

供者主要的医学风险有麻醉意外、大出血、感染以及留存肾的功能丧失等。据统计,供者围术期死亡率为 0.03％,并发症发生率为 8.2％,且主要为轻微并发症。尽管如此,由于潜在的风险,多数活体供者在术前会经历心理反复。

(1) 供者死亡:最常见的死亡原因为肺栓塞和血管残端大出血。

(2) 早期并发症:发生率为 7％,主要为出血、肺不张、伤口感染、脾损伤、胰腺炎、肾上腺损伤、股动脉血栓和肺部感染等。严重并发症需再次手术探查的发生率小于 1％,下列并发症须更加重视。①血管残端出血:供肾切取时血管残端出血是最严重的并发症。②切口疼痛。③气胸。④伤口内积血。⑤伤口感染。

(3) 远期并发症:单侧肾切除后对一个健康供体几乎无影响。长期并发症的比例非常小。活体肾移植供者术后的存活率与同期自然人口的存活率基本一致,供者的死亡原因与自然人口的死亡原因相似,主要死于心血管系统疾病及肿瘤。蛋白尿发生率为 20％左右,一般 24 小时尿蛋白量为 100～200 毫克,可在长时间内保持稳定,一般无需特殊处理。也有部分供者因肾功能衰竭而需要肾移植。

（张　明）

154. 亲属肾移植供者术后应如何随访

(1) 随访目的：健全随访体系，完整供者资料，规范术后处理，指导长期生活。

(2) 随访内容：供肾术后出现的高血压、蛋白尿及肾功能损害时临床医师所重点关注的问题。

1）高血压：长期监测供者血压的变化。每个月至少测量 2～3 次。

2）蛋白尿：术后每个月至少监测 1 次，半年内每 3 个月检查 1 次，之后每半年检查 1 次；单侧肾切除患者或肾移植供者术后可以出现无症状性蛋白尿，但是仅表现为轻度蛋白尿（＜500 毫克/24 小时），病变不继续发展，对患者的身体健康并无影响。

3）生化监测：肾功能在术后 1 个月内每 2 周检查 1 次，半年内每 2 个月检查 1 次，此后每半年检查 1 次。

4）B 超检查：供者术后"独肾"应每年至少检查 1 次。

（张　明）

155. 肝肾联合移植的适应证、禁忌证有哪些

(1) 肝肾联合移植的适应证如下。

1）不同病因同时累及肝脏和肾脏：①终末期肾病需要长期血液透析的患者同时伴有终末期肝病；②终末期肝病患者伴有肾损害，且肌酐清除率小于 50％。

2）遗传性疾病和代谢性疾病：先天性多囊肝和多囊肾；原发性高草酸尿症 I 型；糖原累积症 I 型；α_1-抗胰蛋白酶缺乏综合征；家族性淀粉样变；家族性溶血尿毒症综合征等疾病影响到肝肾功能者。

3）肝肾综合征：其中对于肾功能损害到何种程度才可进行肝肾联合移植，尚存在争议。

4）中毒所致肝肾功能衰竭：急性中毒引起的肝肾功能衰竭，如重金属铜、铬或四氯化碳等引起的急性中毒。慢性毒性引起的肾功能衰竭，如先期肝移植后，长期应用钙调磷酸酶抑制剂免疫抑制药物所致肾功能衰竭者。移植特点为肾移植在肝移植数年之后进行的非同源同期的移植。

(2) 肝肾联合移植的禁忌证如下。①伴有严重的心、肺、脑疾病者。②存在

活动性、不可控制的感染者。③HIV 检测阳性者。④有难以控制的精神障碍或难以戒除的酗酒者。⑤肝外存在难以治疗的恶性肿瘤。

（张　明）

156. 肝肾联合移植的免疫特点有哪些

在肝肾联合移植中，移植肝对同期移植的肾脏具有免疫保护作用已在许多动物实验中得到证实。在临床上已经发现肝肾联合移植的移植肾很少发生急性排斥反应；即使发生了急性排斥反应，临床表现也不剧烈，容易为激素冲击治疗所逆转。临床上甚至发现，免疫学交叉配型阳性并不影响患者及移植物的长期存活。

另外，研究发现：移植肝对移植肾的保护作用不仅体现在降低术后近期的急性排斥反应的发生上，而且移植肝能显著延长移植肾的存活时间。目前移植肝的免疫保护作用机制尚不明确，主要可以由以下几种假说来解释：抗原捕获学说、可溶性抗原释放学说、微嵌合学说等。

（张　明）

157. 肝肾联合移植术后免疫抑制剂使用方案有何特点

免疫抑制剂应用原则：与其他器官移植一样，目前肝肾联合移植的免疫抑制剂是以 FK506 和环孢素 A 为主的两联或三联方案。需要注意的是，由于 FK506 和环孢素 A 均有一定的肾毒性，在术后肾功能恢复前使用须注意，一般要等到肾功能有所恢复方可使用。为了减少此时发生排斥反应，可以使用抗胸腺淋巴细胞球蛋白和抗淋巴细胞球蛋白作为免疫诱导治疗的过渡，以延缓 FK506 或环孢素 A 应用，有利于肾功能的恢复。

（张　明）

158. 肾移植的排斥反应有哪几种

器官移植手术,若选择组织相容性抗原接近的患者,并在强效免疫抑制剂的应用下,移植可以成功。肾脏移植已有存活 35 年以上的报道。尽管如此,排斥反应是始终存在的。因此,抗排斥治疗是终身持续的过程。通常临床上将排斥反应分为 4 种类型。

(1) 超急排斥反应:常发生于移植肾血循环恢复后即刻至 24 小时内,大部分在手术台上发生。当移植肾血液循环恢复后,一旦发生超排则可见移植肾变软且呈紫色,并有斑点状坏死,临床习惯称为"花斑肾"。若发生于术中开始见有尿液排出,则很快停止排尿。若发生于术后,常表现突然无尿、高热、移植肾区胀痛,不易控制的高血压;同时,还会出现寒战、神志不清及精神萎靡,一般情况极差。目前,对此尚无有效的治疗方法,唯一的处理是尽快确诊后,立即摘除移植肾脏,以免坏死肾脏留置体内,引起感染发热等,恢复透析治疗,等待再次移植。

(2) 加速性排斥反应:常发生于肾移植术后 3～5 天。诱发因素同超急排斥反应,其表现为术后移植肾功能良好,大部分患者肾功能已恢复正常或接近正常,突然出现体温升高、血尿、少尿、血压升高,移植肾区肿胀、压痛、血肌酐、尿素氮急剧升高。一般规律是:上述症状出现越早、程度越重。B 超、放射性核素检查、磁共振成像、彩超、肾活检有助于诊断。其发病机制尚未完全阐明。治疗上要加强抗排斥措施,给予大剂量激素冲击治疗,对激素治疗不敏感者,加用抗淋巴细胞球蛋白。经积极治疗后,全身反应加重,移植肾区持续胀痛,肾功能无好转,彩色多普勒肾脏 B 超检查无血流通过者,应尽快切除移植肾。临床经验提示:本类型的排斥反应约有 70% 的患者可以逆转,逆转时间多在 3 周左右或更长。

(3) 急性排斥反应:临床上最为常见。自应用环孢素 A 或他克莫司(普乐可复)后,急性排斥反应的发生率明显下降,发生时间推迟,临床表现不典型,其发生、发展过程亦以较轻形式出现,但仍为影响存活的主要因素。急性排斥应常发生于术后 6 个月内。常见的诱发因素有细菌、病毒感染,免疫抑制剂量不足,特别是停用环孢素 A 或更换其他药物时。常见的临床症状为：移植肾区隐痛或胀痛以及出现下坠感，检查可发现移植肾体积明显增大，质地较硬，有压痛、血压升高、尿量减少、体重增加、发热、嗜睡、关节酸痛及疲乏无力等。实验室检查可发现血肌酐升高和内生肌酐清除率下降，尿中可发现淋巴细胞、残核细胞、集合小管细胞增多。血常规可见淋巴细胞升高，血细胞比容下降，B 超、核素检查及肾活检发现异常。一旦明确诊断，应及时用大剂量激素冲击治疗，85％的患者可逆转，如联合采用单克隆抗体等治疗，其逆转率会更高。

（4）慢性排斥反应：一般发生于肾移植术 6～12 个月以后，是影响长期存活的重要因素。诱发因素为停药或自行减少免疫抑制剂用量，以及急性排斥反应处理不及时或没有处理而转为慢性排斥反应。临床主要表现为进行性移植肾功能减退，血肌酐升高、内生肌酐清除率下降，不同程度蛋白尿、高血压及进行性贫血，最终彻底丧失移植肾的功能。目前，对此无肯定有效的治疗方法。一旦确定诊断，可以采用中药活血化瘀方剂，或使用雷公藤多苷及吗替麦考酚酯等治疗，部分患者可减慢其发展过程，保护其残留肾功能。如肾功能减退到需血液透析水平时，应力争早日透析。部分患者如有条件，在慢性肾功能不全的氮质血症期，也可行带肾行再次肾移植手术，同样可取得满意的疗效。

（沈　兵）

159. 产生排斥反应的机制有哪些

产生排斥反应的机制，主要有以下三个方面。

（1）机体免疫功能的增强：在这方面有三种情况。

1）不按时按量服用抗排斥药物：这是产生排斥的主要原因。大家知道，要使新肾长期存活，就必须降低机体的免疫力，即需长期服用免疫抑制剂。药物在体内必须达到一定的浓度才能起作用，既不能过大，又不能过低。药物的用量是在不同的时期按千克体重来计算的（术后时间延长，药物用量就相应减少）。不按时按量服用抗排斥药物，随便减少药量，或体重增加不相应增加药量，使血药浓度降低，破坏了原来已建立起来的稳定关系，相对地提高了机体免疫力，使新肾处于劣势，引起排斥。因此，一定要遵医嘱，按时按量服药、检测环孢类药物的浓度，并经常称体重，发现体重增加要及时按比例增加药量。

腹泻也能降低药物在体内的浓度。因此，保护肠胃、防止腹泻，也是防止排斥的措施。

2）乱用补药：大补、猛补，增强机体免疫力是产生排斥的又一原因。有些药物能明显增强机体免疫力，同样破坏了机体与新肾间的稳定关系，不利于新肾的存活。如西药中的干扰素、胸腺肽等，中药中的人参、鹿茸等。此外，对一些能较显著地增强机体免疫功能的疗法，如各种疫苗等，都应当谨慎从事。

3）发热能增强机体的免疫力：一般发热的过程是机体抗病的过程，通过发热增强了机体的抗病能力，战胜病魔，使疾病痊愈。但机体免疫力的这种变化，对移植肾来说，往往是一种灾难，容易引起排斥。临床上有些不明原因的发热，有可能是排斥反应中的一种表现。因此，应当重视发热，防止发热。平时要注意身体状况，要有适当的体育锻炼和休息，生活要有规律，早睡早起，坚持睡午觉，不熬夜，不使身体过度疲劳，保持较旺盛的体力。不吸烟、不饮酒、不吃辛辣刺激性食物，不到人多空气污浊的地方，防止发生传染病。

（2）新肾由强势变弱势是产生排斥的另一重要原因：新肾是如何由强变弱的呢？据研究主要有以下几种情况。

1）新肾长期缺水、缺血造成疲劳过度，使肾功能减弱。肾的营养是从分泌尿液的过程中获取的，尿量的多少可以反映出肾血流量的变化。保证肾血流量，就是保证肾的营养供应。肾的营养是从血液中经肾小球、肾小管滤出尿液，把机体需要的部分重新吸收回血液，把多余的水分与代谢后的毒素排出体外，同时也得到营养。肾脏如长时间内得不到血液供应就会衰竭，人缺水 4 天就会引起肾功能衰竭。有资料表明，肾每分钟要把 1 200 毫升的血液滤过一遍。因此，保证肾血供应是防止新肾由强变弱，防止排斥的又一重要内容。

2）通过对尿量的系统观察，发现根据气候的变化尿量大致保持在一定范围。保证较稳定的尿量，是保证肾血供应的标志。有人错误地认为：多饮水尿量增加会加重肾脏负担。为了减轻肾脏负担，采取尽量少饮水的办法，这是十分有害的。正常的多饮水非但不会增加肾脏负担，反而会减低血中毒素的浓度，减轻肾脏负担，又增加肾血流量，使肾得到充足的营养。但是，超量饮水不但会增加心脏负担，还能造成水、电解质紊乱，发生水中毒，也是十分有害的。

每天早上起床后的一段时间，经过一夜新陈代谢，是一天中血液浓缩度最高的时间段。由于血液浓缩，流动性减弱，易发生血栓形成。此时也易造成肾脏血供不足。晨起一杯白开水，可改善血液的浓缩状态，增加肾脏血流量。

3）身体连续疲劳是造成排斥的又一重要原因。临床上发现一些老年人和体弱患者，白天尿量明显减少，夜尿增多。这种现象在换肾患者身上就更加多见。这是由于白天活动多，大量的血液流向四肢，以补充四肢因活动消耗的能量，肾血流量相对减少，使尿量减少。夜间停止活动，肾血流量增加尿量也明显增多。对换肾患者来说，连续的机体活动，不充分休息，一方面造成代谢加快，代谢产物增加，加重肾脏负担；另一方面肾脏血供不足，使肾处于疲劳状态。时间一长降低了移植肾的强势，最终导致排斥。预防的方法是不使身体过度疲劳，尤其避免连续的劳累，每天坚持午休、不熬夜，在不得已劳累或活动较长时间之后，要立即卧床休息，使肾脏得到充足的血液供应，恢复新肾强势。

4）房劳伤肾也是造成排斥的重要原因。中医学早在几千年前就提出肾主藏精，主生殖，为作强之官等主张。房劳伤肾早已被反复验证了的。临床中常见因房事过度出现头昏、眼花、腰膝酸软、精神疲惫、遗精滑泄、面色晦暗的人。正常人尚且如此，何况换肾患者只有一个新肾，而且是借来的。在术后 1 年之内，体力尚未完全复原，新肾还不是很稳定，不宜再加重它的负担，造成危害。1 年后房事的次数也应根据体力和年龄而定，应以房事之后体力和精神无任何不适为好。

（3）药物毒性对肾及肝脏的损害作用：每种药物，尤其是以化学合成的西药，对人体都有一定的毒性作用。当药物进入人体后，要在肝内进行解毒，经肾排出体外。因此，药物对肝、肾的损害要比对其他器官大得多。长期服用的抗排斥药物，对肝、肾有很大损害。有的人血压升高、头晕目眩、房颤、红白细胞减少、骨质疏松、肝肾功能异常、面部发黑和食欲下降等。要消除这些药物毒性造成的危害，保护肝和肾，只有靠可全面调整人体功能的中医中药的帮助。当然，也要遵照医嘱进行。

总之，换过肾的患者，在某些方面是和正常人有一定区别，平时不加注意，就会造成不可挽回的后果。因此，要好好爱护您的新肾，愿您更健康、长寿！

（沈　兵）

160. 怎样认识移植肾排斥反应

对于肾移植患者和他们的亲人而言，只要一听到"排斥"，就会感到非常害怕，因为他们听说在经历排斥的患者中，大多数都会丢失移植肾而回到血透状态。事实是，尽管我们都做了很大的努力去预防，但仍不免会发生排斥，但只要发现早，治疗及时，绝大部分都可逆转，使移植肾免遭损害。

下面着重谈谈排斥的有关问题：首先来让我们认识排斥到底是什么，您可以做些什么来防范它，以及帮助您和您的亲人避免不必要的焦虑。

（1）什么是移植肾排斥："排斥"似乎是很突然和不可阻止的，但它并不像想象得那么快和神秘,良好的医疗监护完全可以达到严密控制的目的。

在排斥期间,移植肾(也可称为肾移植物)会变得很"弱",不能像正常时那样很好地发挥功能,但这并不意味着肾脏会完全停止工作。今天,移植工作者可以采用很多方法来治疗排斥并使移植肾恢复至健康状态。

由于移植前器官配型方法和外科技术的改进,以及随后抗排斥药物的使用,排斥的发生或移植肾丧失功能已较以往大大减少。然而,对个别患者而言,在移植术后的恢复期治疗过程中,可以发生一次或多次排斥。下面让我们来认识为什么有些人特别容易发生移植肾排斥反应。

(2) 排斥为什么会发生:人的体内有一个奇妙的自然防御系统,被称作免疫系统,它是防止非自身物对机体侵入的。这些"外来物"可以是细菌、病毒或从别人那里移植来的肾组织。即使是一个普通感冒或流感都会唤醒您整个免疫系统。

免疫系统可以比作由保护性化学物质和细胞组成的"军队",它可以随时"作战"。这里介绍一下它们是如何发挥作用的。

当免疫系统发现外来组织或细胞时(被称为抗原),淋巴细胞就会立即被召集来摧毁它。抗原即为蛋白质,我们任何人都有自己一套独一无二的蛋白质系统。从体外而来的肾脏就有自己的抗原,它与体内的蛋白质不同,所以移植肾就被看作是某种异物。

一旦某些淋巴细胞受到外来抗原刺激就会立刻攻击这些"入侵者"。某些淋巴细胞还会产生叫做抗体的化学物质,这些抗体会有助于找出外来入侵者(抗原),并像先遣"侦察兵"那样,召集越来越多的淋巴细胞投入战斗。

可以想象,免疫系统对"入侵者"做出反应就好比在体内进行一场战争,防御军队通常是善于发现和摧毁入侵者的。问题是免疫系统不能区别对待好人和坏人,淋巴细胞不知道感冒病毒和有益的移植肾之间的区别。淋巴细胞只知道唤醒自己的防御系统。当他们作战时,就有可能发生一次移植肾排斥。

(3) 排斥何时会发生:一般而言,当接收了新的肾脏以后,排斥可以在任何时间内发生,依据排斥发生的时间和方式,移植工作者一般将其分为 3 种类型。

1) 超急排斥反应:非常突然、无法预测,一般很少见;但可以在术中或术后的头几个小时内发生,并迅速导致移植肾彻底坏死。移植工作者为了尽可能避免超排的发生,常在术前将供肾和患者作精细的配型,并仔细做好各项准备工作。有时移植后,肾脏会延迟工作,即暂时处于"睡眠"状态,这与超排不是一回事。

2) 急性排斥反应:是最常见的类型,可持续发作一段时间。在其发生的初期,您往往不会感受到有什么异样。急性排斥的高发期是在移植后的头两周到3个月之内,但一般要严密监测各种症状和体征1年。当然,急性排斥反应也可以在1年后发生。定期实验室检查和对抗排斥药物做出调整,就有助于避免排斥的发生。

3)慢性排斥反应:一般会缓慢发生,持续相当长一段时间。移植肾丧失功能常渐渐变坏并最终失去功能,慢性排斥通常是在移植后1年才会发生,全程可持续几个月或几年。原因尚不清楚且很难治疗。为降低发生率,患者可以做的最重要的事是合适地服用抗排斥药物(及其他相关药物),并尽可能避免感染,保持健康。

已经发生的排斥反应的经验提醒我们,肾移植是一种治疗手段,而不是一种永久性治愈结果。移植一旦成功,您就须始终保持警惕,并严格遵循医嘱,以便保持移植肾健康。

(4)如何预防排斥:为了确保您和您的移植肾尽可能处于长时间的健康状态,在移植术前后必须做好下列几件事情。

1)移植工作者必须确信您有足够健康的身体来耐受移植手术,并有足够的财力来交付后期维持移植肾正常工作所必需的费用。

2)供肾必须尽可能与您相配以便尽可能减少它的异源性。

3)在A、B、AB、O血型方面,供肾者必须与您的血型相配。

4)您的自然抗原系统必须与供者的相比较——即称为HLA(人类白细胞抗原)配型。这一配型结果越接近,则您的免疫系统对供肾所作出的反应将越小。无论是活体供肾(即在供者还活着时就取下肾脏,通常是亲戚、配偶或好友——当然只供1个肾)、还是尸体供肾(肾脏是从已死亡的并愿捐献脏器的人体而来)都要做这一配型。由于在一般人群中人与人的遗传因子存在很大的差别,因此尸肾供肾的HLA配型往往很少能达到良好相配的程度。

5)有一种实验室检查可以了解体内是否具有抗移植肾的抗体,这种抗体可以来自先前的移植输血或妊娠,机体所具有预存抗体越少越好。

6)还有一种血液检查是交叉配型,在术前做,为的是明确机体体内有无任何会对将要进行移植的肾脏起强烈反应的抗体。这种抗体会立即唤醒机体的免疫系统对新移植的肾脏做出无法控制的毁灭性打击。

7)有时在术前可能就要遵嘱服用一些抗排斥药,即免疫抑制药物。它们是用来抑制免疫系统的,使免疫系统不去攻击或损害新的移植肾。

(沈　兵)

161.　排斥反应开始时会有哪些表现

初期最好避免任何排斥发生，但一般不太容易。移植肾排斥会在移植术后5～10年或者20年间的任何时候发生。我们到底可做些什么呢？服用的一种或多种免疫抑制药的药量总是要做些调整的。当排斥发生时，往往意味着免疫系统由于某种原因而变得强大起来，而同时服用的抗排斥药的浓度水平已不足以高到可以控制住它的程度。此时，可以服用些不同的抗排斥药或其他药物，严格遵循医生的健康护理医嘱，以便防患于未然。

在多数情况下，需要用肾活检来证实排斥是由于免疫增强造成的，而不是因感染等其他问题。做活检时需要行局麻，然后在无痛状态下活检针经腹壁进入肾脏，取出一点肾组织样本，经检查分析可以明确问题的根本(根据活检的发现，您的医师会制定一个治疗计划以逆转排斥，但必须住院治疗)。

（沈　兵）

162.　如何避免移植肾排斥反应

移植组医师会尽一切可能来防止排斥发生，而患者也可以做一些重要的事来监测排斥。患者要依照医生的医嘱定期体检和做实验室检查，即使是感觉很好时或非常健壮时也要这样做。因为排斥可在患者毫无异样感觉的情况下发生，只有医师能够及早发现问题的征象。

监测重要体征如血压、体温和体重，每天如此，将任何异常改变马上记录下来，不要以为它们是暂时的就轻易放过，只要诊断和治疗排斥及时，就一定能逆转它。

如果您感到不适就应及时要求帮助，即使是普通感冒、流感、胃痛、腹泻或持续头痛，也要这样做。因为您的免疫系统很脆弱，即使是很小的一种毛病，要是不治疗，也有可能导致移植肾排斥。

在服用任何保健品前，都要与医生商议一下。有很多药，如维生素、草药或保健品都有可能改变免疫系统，并减弱抗排斥药物的效果，绝对不要服用额外药物或家庭药物。

遵守医生的建议，避免任何感染，以免诱发排斥，例如，要经常洗手，远离生病的人。遵守合适的饮食和锻炼指标，这将改善一般状况并有助于维持移植肾健康。

　　严格遵嘱服用抗排斥药,永远不要忘记服一顿或减少服用剂量。如您忘服一剂,就应立即告知移植组医师,只有他们才能调整抗排斥药。

（沈　兵）

163. 抗体介导的体液性排斥反应对肾移植预后有何影响

　　移植排斥的体液学说认为,供者的上皮细胞是同种异体抗体作用的最初的靶点。参与抗体介导的排斥的抗体称为供体特异性抗体,包括抗 HLA 抗体、抗 ABO 血型抗原抗体、抗 MICA 或 MICB抗体以及抗内皮细胞抗体等。这些抗体与内皮细胞上相应抗原结合后,可通过四条不同途径引起上皮细胞的损伤。①抗原-抗体复合物可通过经典途径激活补体系统,形成攻膜复合物直接损伤上皮细胞。②补体系统被激活后,形成的可溶性补体片段可募集炎性细胞局部浸润并造成上皮细胞损伤。③吞噬细胞可通过表达的受体与沉积于上皮细胞补体片段结合,发挥补体的调理作用,杀伤沉积有补体片段的上皮细胞。④补体非依赖的抗体介导的细胞毒作用,如抗体依赖细胞介导的细胞毒性作用。

（张　明）

164. 抗体介导的体液性排斥反应应如何治疗

　　(1) 慢性排斥反应目前尚未找到有效治疗方法。当炎症和增殖反应出现在肾脏内则表示已呈不可逆的改变。处理上只是针对如何合理使用免疫抑制剂防治危险因素及延长残存肾单位发挥功能。为此,防治重点是针对慢性移植肾失去功能的危险因素进行可能的干预,努力预防其发生。

　　1) 避免和减少肾损伤:在肾移植过程中应该改善保存和灌注条件,尽可能地减少对供肾的损伤。其中减少缺血-再灌注损伤是减轻肾损伤的主要措施之一。

　　2) 增加肾单位数量:提供每一个受者最高数量的有效肾单位是每一例移植的目标。尽量使供肾大小与受者肾脏大小匹配。

　　3) 监测免疫抑制剂环孢素 A(CsA)/KF506 药物浓度:尽可能减少药物引

起的肾中毒及其对远期存活的不良影响。目前有几种减少用量的方案正在使用中：①在移植早期即单独停用，或者再加用硫唑嘌呤（AZA）或 MMF 等其他免疫抑制剂后再停用 CsA；②在三联药物方案中应用低剂量的 CsA；③当减少 CsA 或 FK506 剂量时，加用新型免疫抑制剂如西罗莫司。

4）控制高血压：钙通道阻滞剂对移植后高血压有效，并能改善 CsA 应用后产生的肾小管缺血。血管紧张素转换酶抑制剂和血管紧张素 II 受体拮抗剂明显降低肾小球内的滤过率，有效地降低蛋白尿。

5）控制高血脂：高脂血症是影响移植肾长期存活的危险因素。使用辛伐他汀或阿托伐他汀可以减少由于高脂血症导致的心血管疾病的发生率和死亡率。理论上讲可以减慢慢性移植肾失去功能的进程。

6）控制蛋白尿：血管紧张素转换酶抑制剂对进展性肾病的益处主要表现在可以使蛋白尿性肾病排出尿蛋白减少。阻断血管紧张素系统和减少蛋白尿是否可以减慢慢性移植肾失去功能的进程目前尚不清楚。

7）移植前常规肾活检有助于评估供肾移植前损伤程度。

8）提高患者依从性：提高患者依从性是控制术后早期排斥反应发生的重要方法之一，诱导和教育患者合理正确地使用免疫抑制药物并定期复查是临床医师必备的责任和义务。

9）同种抗体检测：急性排斥反应（AR）的延迟治疗对移植肾十分有害，临床上密切观察及监测，争取早期发现及时处理，特别是亚临床排斥反应，避免最终发展成为慢性移植肾失去功能。

（2）急性排斥反应的治疗：关键在于早期诊断、尽早治疗。注意以下几个原则：确定 AR 后立即进行抗排斥治疗；抗排斥治疗首次剂量增大，足以控制排斥反应的发展。抗排斥治疗至少 3 天以上，使临床症状完全缓解为止。由于目前临床上急性细胞型排斥反应较为常见，因此主要的治疗方法仍是围绕控制杀伤 T 细胞毒性、减轻炎性反应、阻断细胞因子途径等方面进行。

1）激素冲击治疗：甲强龙（MP）冲击治疗价廉，起效快，首次急性细胞性排斥反应的治疗逆转率为 75%～80%。①大剂量 MP 冲击治疗：MP500 毫克＋5% 葡萄糖（或 0.9% 生理盐水）100 毫升，30 分钟滴完，连续治疗 3 天。②低剂量 MP 冲击治疗：MP120～360 毫克＋5% 葡萄糖（或 0.9% 生理盐水）100 毫升，30 分钟滴完，连续治疗 3～7 天。如何选择上述两个方案，临床医师可根据排斥反应程度轻与重、治疗的早与晚及自己经验进行选择。冲击治疗不宜超过 2 个疗程。在 MP 冲击治疗期间，如移植肾功能仍快速恶化，明智的选择是尽快开始抗体治疗。

2) 抗体治疗:适用于耐激素的急性排斥反应或严重的急性细胞性排斥反应或急性血管性排斥反应的一线用药。但也有的临床医师宁可将单克隆抗体(OKT3)或抗胸腺细胞球蛋白(ATG)作为 AR 的一线用药,以保证抗 AR 的疗效。①OKT3:5 毫克＋0.9％生理盐水 100 毫升,10～15 分钟内滴注完毕,疗程10～14 天。注意用药前予地塞米松 5～10 毫克静脉注射,预防不良反应;②ATG:可用 ATG 1.5～2.0 毫克/(千克·日),静脉滴注,疗程为 7～10 天;或用武汉 ATG500 毫克/日,疗程相同。

3) 难治性急性排斥反应治疗:此时调整维持免疫抑制方案,采用 FK506、西罗莫司和 MMF 的治疗方案往往奏效,能够有效地逆转排斥,有效率可达 75％。

(张　明)

165. 急性排斥反应有哪些临床表现？ 是可逆的吗

(1) 全身症状:①发热:是急性排斥反应(AR)早期最常见的症状,术后出现不明原因的发热,一般从低热开始,37.5～38.5 ℃,发热常常在后半夜或凌晨时发生,至中午或下午体温恢复正常,次日又出现。同时可伴有类似感冒的症状。儿童以高热多见。②尿量减少:是 AR 的主要指标,也是最早的症状。③伴有不同程度的其他全身症状:如乏力、头痛、血压升高、腹胀、食欲减退、心动过速、关节肌肉酸痛以及体重增加等。

(2) 局部症状:移植肾肿大、疼痛是较为常见的早期症状。局部压痛明显,质地变硬,体积增大。肾脏肿大严重时,移植肾自发破裂,破裂前常先出现剧烈疼痛,引流管中流出鲜血,血红蛋白迅速下降,甚至出现休克,此时应立刻行探查手术。

急性排除反应是最常见的移植排斥反应类型,主要在移植术后半年之内发生。如果急性排斥反应及时诊断,加以适当的治疗则可以阻止发生不可逆的损害。由细胞介导的急性排斥较抗体介导更易通过适当治疗得以逆转。如能及早诊断、及时治疗,85％以上的患者排斥反应可被逆转。

(张　明)

166. 怎样防治移植肾慢性排斥反应

随着医学科学技术的发展及我们对免疫学知识认识逐步深化，肾移植的存活率正在不断提高。目前，急性排斥不再成为令我们"头痛"的排斥反应，我们手中有许多可选择的药物来对付这类"排斥"。然而，慢性排斥反应正在成为影响移植肾长期存活的主要因素，现已成为移植领域重点研究课题之一。

那么，什么是慢性排斥？简单地说，慢性排斥是 4 种排斥反应的一种，从时间上讲，是发生在肾移植手术 3～6 个月后的一种"排斥"反应。它并不像超急排斥或急性排斥来得那么急、那么"凶猛"，而是逐渐缓慢的发生，往往不易被患者察觉，尤其是一些自以为肾功能还很好，未能定期复查、随访的患者，因不能及早地发现而错过了早期治疗的时机。慢性排斥缺乏有效的治疗手段，主要是因为它的发病机制还不很清楚。可能既有免疫学的因素（免疫抑制剂长期相对的不足），又有非免疫学的因素。根据现有资料，下列因素与慢性排斥的发生有密切关系：①白细胞血型（HLA 配型）配合不理想者；②肾移植后早期发生较多次的急性排斥；③环孢素 A 剂量长期不足；④高脂血症等。

环孢素 A 剂量的长期相对不足，可能意味着这些移植患者经常处于一种免疫抑制不佳的状态，致使慢性排斥的病理损害已潜在的发生。一旦临床出现蛋白尿、高血压和血肌酐上升，处理往往较为困难。慢性排斥一旦出现，处理应是越早越好。迅速求医可使一部分患者移植肾功能不可逆转的恶化变为可以逆转，或将慢性排斥的病理损害控制在最低限度，使带功能肾存活时间延长。因此，对患者来说，定期复查随访十分重要，便于医师能及时发现问题，观察化验数据的变化，重新审视免疫抑制药方案是否合理，从而迅速处理慢性排斥。一些患者错误地认为"等我人感到不舒服了，再来化验复查找医师不迟"，因此数月乃至半年，甚至有 1 年不做化验随访。事实上在慢性排斥初期阶段，或血肌酐在 2.65～3.54 毫摩/升时，患者可以没有特殊的不适，食欲、尿量都可以"正常"，而此时的"祸根"已"潜伏"下来，等到"人感觉不舒服了"再开始治疗，往往为时已晚。

慢性排斥的治疗是综合性的，措施包括：①调整或调换（如环孢素 A 调换 FK506）免疫抑制剂、短程激素冲击；②抗凝、抗血小板聚集；③扩张肾血管。其中调整抗排斥药物是中心环节。

现有的抗排斥药物包括：环孢素 A、FK506、泼尼松、硫唑嘌呤、MMF、环磷酰胺、雷公藤多苷制剂、百令胶囊等。如何组合应用，多少剂量，持续时间多长，应因人而异。然而，同样的这些药物在不同的患者身上或由于不同医师的处理方案会出现不同的结果。

当然，对慢性排斥反应，我们并不是"一筹莫展"，我们还是有一些对策的。根据多年来对大量肾移植患者随访积累的资料分析及经验，目前认为：定期复查随访能够发现一部分慢性排斥的"早期"患者，如能做及时的处理，使用合理的免疫抑制剂，调整部分患者使用量，在较理想的免疫抑制方案及综合治疗下，患者的移植肾功能可在相当长的时间里稳定不发展，或发展很慢。一旦移植肾功能已经很差的患者也不必过于失望，如有条件作第二次肾移植，也是治疗慢性排斥的一种方法。但应注意，第二次移植应准备充分，包括"对象"要找得好（HLA、淋巴细胞毒性、PRA 检测等）。在这方面已有许多第二次肾移植成功的经验。

（沈　兵）

167.　肾移植术后患者如何随访及用药

（1）术后患者的用药：为防止发生排斥反应，必须服用免疫抑制剂。目前，国际通用的经典治疗方案为三联疗法，即环孢素 A 或他克莫司＋吗替麦考酚酯（赛可平或米芙或骁悉）＋泼尼松三种药联合应用。服药应注意以下几点。

1）三种药应随时间和病情变化不断进行调整，并非一成不变。调整的时间和剂量应由医生根据病情决定，这是移植肾后能否长期存活的关键。

2）有些药物与三联疗法中的药物相互影响，如治疗结核病的利福平会使血中环孢素 A/FK506 浓度升高。这是由于利福平抑制肝脏中细胞色素 P450 酶的活性。相反，凡加强 P450 酶活性的药物均可使 CsA/FK506 血浓度降低。因此，服药必须在医生指导下进行。

3）发生血糖增高、肝损害、骨髓抑制等并发症时，绝大多数是免疫抑制剂不良反应引起的，而减药停药又可能导致免疫抑制剂血浓度降低而发生排斥。因此，发生并发症后也必须由医生来决定药物如何调整。

4）移植肾与自体肾一样，对某些药物有较高的敏感性，尤其是由肾脏代谢、排泄的药物。如以庆大霉素为代表的氨基糖苷类药物就可以造成药物性肾衰。因此，术后患者必须在移植医师指导下用药。

（2）术后随访：肾移植术后患者必须定期随访复查。有时排斥和并发症的发生初期仅仅有轻微的化验结果改变而无自觉症状。因此，定期复查才可尽早发现变化。随访的目的有三。①让医生了解并掌握患者肾脏功能状况，以及时调整用药。②及早发现排斥反应，及早治疗。③及早发现并发症并进行治疗。除随访复查肾功能外，肝功能也是需要定期检查的内容。另外，还应对内分泌、骨髓、骨骼系统及心、肺等重要器官定期检查，这对监测远期并发症，提高生存质量有十分重要的意义。术后 2 个月内应每周复查 1 次，以后可以每 10～14 天复查 1 次，肝功能和环孢素 A 血浓度测定应每月 1 次。

（沈　兵）

168. 抗排斥药物是如何发挥作用的

所有移植患者都必须做的一件事是服用很多药物，其中一些对抗排斥来说是非常重要的。每一种药都有特殊的作用，有些药物能减少免疫系统中攻击移植肾的那些淋巴细胞数；有些药物通过限制产生那些可使血白细胞生成的产物来达到减少血白细胞(淋巴细胞)的作用。激素可以减轻炎症反应，炎症反应是人体对外伤或"异物侵入"做出的一种自然反应，有的时候会因过敏反应而起皮疹。

(1) 关于服药问题，必须记住下列重要事情。

1) 所有药物共同作用才能防止移植肾排斥。为此，只要移植肾尚在发挥功能，就必须按时按量服用每一种药物。必须遵嘱将某种药物与食物或不与食物一起服用。只要忘记一次服药就有可能损害移植肾，并导致排斥的发生。有些药物可能是用来控制糖尿病或心脏病的。还有，由于保护性免疫系统变得非常脆弱，可能需要一些药物，诸如抗生素，来防止感染或其他疾病的发生。因为感染等其他疾病本身就可能引起排斥。

2) 有助于避免排斥和移植肾失去功能的最稳妥的方法是始终如一、坚决遵从所有的服药医嘱。

(2) 如何确定排斥已经发生：有时虽然排斥已经发生，但主观感觉仍会很好；而有的时候会有明显的症状和体征。不管怎样，总有端倪会提醒移植组医生去发现问题并争分夺秒地采取措施挽救移植肾。当每天监测一些重要体征(如脉搏和体温)时，就有可能发现诸如发热、移植肾区触痛、踝部或手肿胀、尿量减少、脉搏加快、血压增高、体重增加或虚弱感等情况，这些都可能提示排斥，常规实验室检查可以提供很多资料以便判定全身和移植肾健康状况。

　　衡量肾脏功能状况的重要指标是测定一种叫肌酐的蛋白质代谢产物的量，这一产物本身是无害的，但如果移植肾已无法正常工作，则肌酐数值将上升，这可能是排斥的信号。另一个检查是测定一下您体内某个抗排斥药的浓度水平。由于这些药物作用力较强，它们可同时产生一些我们所不希望要的不良反应。因此，医师总是努力试图让您服用最小量的药物而发挥最适当的作用，以免任何不良反应的发生。但是，如果药物的浓度水平降得太低，免疫系统就会振作起来并开始排斥肾脏。因此，只有保持合适的浓度水平，才能既无不良反应，又能防止排斥发生。

　　排斥发现得越早越容易治疗。因此，应始终注意监测各种体征和症状，进行定期的实验室检查是非常重要的。

（沈　兵）

169. 抗排斥药物有哪些

　　除同卵孪生者间的肾移植外，均需采用免疫抑制剂防治肾移植的排斥反应。从 1959 年首次同种异体肾移植成功开始，类固醇皮质激素和硫唑嘌呤一直作为传统的免疫抑制剂广泛应用，环磷酰胺也常常应用于急性排斥反应。自 20 世纪 80 年代始，出现了环孢素 A，使肾移植的成活率明显提高。近年来，多克隆免疫球蛋白、单克隆抗体、FK506、吗替麦考酚酯等药物相继问世，对预防和抑制排斥反应起到了一定的作用。下面就常用的几种抗排斥药物做一简单介绍。

　　（1）硫唑嘌呤（AZA）：它是肾移植术后的基础用药，是一种非特异性的免疫抑制剂。其主要作用是抑制 DNA、RNA 蛋白的合成，从而抑制基因的复制和 T 细胞的活化。用法为术前晚和术日晨各口服 100 毫克。此药的主要不良反应为骨髓抑制，表现为全血细胞减少（红细胞、白细胞、血小板）及肝功能损害。个别患者可出现严重的肝功能障碍。因此，在应用过程中要勤查血象和肝功能，并根据结果随时调整用药量。

　　（2）肾上腺皮质激素：口服剂型有泼尼松，注射剂型有甲泼尼龙、地塞米松等。一般主张移植当天开始给药。先用较大剂量、以后逐渐减少，直至每日 10～20 毫克的维持量。急性排斥时常采用甲泼尼龙作冲击治疗。皮质激素具有广谱的非特异性免疫抑制作用，因为它能阻断 T 细胞激活过程的链锁，抑制 T 细胞的增殖。其主要不良反应为长期大剂量应用可引起肥胖、多毛、高血压、胃及十二指肠溃疡甚至出血、穿孔等。用药时应逐步减量不能突然停药，以免出现肾上腺皮质功能不足。

（3）环磷酰胺（CTX）：为细胞毒类药物，主要通过杀伤免疫细胞和阻止繁殖而抑制免疫反应。繁殖旺盛细胞对本药特别敏感，能较快杀灭抗原敏感性小淋巴细胞，主要杀灭 B 细胞，抑制 T 细胞。但当出现排斥反应时，可与类固醇皮质激素使用，以加强抗排斥作用。另外，在肝功能损害时，可应用本药替代硫唑嘌呤。其主要的不良反应为血小板及粒细胞减少，胃肠及口腔溃疡，精子减少、脱发等。

（4）环孢素 A（CsA）：20 世纪 80 年代初，环孢素 A 的问世，使肾移植的存活率出现了划时代的进展。CsA 能选择性地抑制淋巴细胞亚群的克隆生长和功能激活，对体液和细胞免疫都有影响，但主要作用于细胞免疫，对骨髓无毒或毒性甚微。它主要能阻断单核细胞释放白介素-1 和辅助 T 细胞释放白介素-2。在 T 细胞激活的早期阶段防止细胞增殖，从而发挥其免疫抑制作用。由于 CsA 免疫抑制作用强，且不良反应比泼尼松、硫唑嘌呤少，已成为肾移植术后首选的抗排斥药物。环孢素 A 多与硫唑嘌呤或吗替麦考酚酯、泼尼松三联用药，以减低其用量。术后 3 天开始口服环孢素 A，每日每千克体重 8～10 毫克，逐渐减量直至每日每千克体重 3～5 毫克作为维持治疗。其主要不良反应为肾、肝毒性。因此，在用药过程中，应定期监测血药浓度，根据血药浓度来调节用药剂量。提高疗效，减少不良反应。

环孢素 A 在肝脏的细胞色素 P450 系统内代谢，任何能增加此系统功能的药物均可以降低环孢素的血药浓度；相反，一些抗真菌药物和钙离子通道阻滞剂可以增加环孢素 A 的血药浓度。

（5）他克莫司（FK506）：FK506 是真菌的大环内酯类代谢产物，其结构与红霉素类似。FK506 不但可以预防排斥反应，而且也可以用于排斥反应的治疗，它主要通过抑制白介素-2 起作用。FK506 的主要不良反应是肾毒性，部分患者会引起血糖升高，但较少引起高血压和高胆固醇血症，其抗排斥作用的强度为环孢素 A 的 50～100 倍，口服时药物吸收对胆汁无依赖性，因此应空腹给药。

抑制 FK506 代谢的药物都可以使血中的 FK506 的浓度升高，相反促进 FK506 代谢的药物会降低血中的 FK506 的浓度，也有一些药物会增强 FK506 的神经毒性和肾毒性。

FK506 的起始剂量一般每日每千克体重 0.2～0.3 毫克。在吗替麦考酚酯（MMF，例如赛可平、米芙或骁悉）类药物足量使用的情况下，他克莫司的理想治疗窗浓度范围应为：术后第 1 个月全血谷浓度为 8 纳克/毫升左右；第 2 个月为 6～8 纳克/毫升；第 3～6 个月为 6 纳克/毫升左右；第 6 个月以后应维持为 4.5～6 纳克/毫升。服用方法必须在饭前 1 小时或饭后 3 小时后服用，可以确保空腹给药。

（6）吗替麦考酚酯（MMF）：MMF 是灰绿青霉素的产物，口服 2 小时后，血浆中 MMF 即可达到峰值，并在体内转化成麦考酚酸。麦考酚酸通过抑制嘌呤合成起到抑制 T 细胞和 B 细胞增殖的作用，通过葡萄糖醛酸化而灭活。食物可影响 MMF 的吸收。因此，应在空腹时给药。

MMF 一般作为硫唑嘌呤的替代药物与其他免疫抑制剂联合用药，并已大量应用于肾移植、心脏移植和肝移植患者中，可以明显减少急性排斥反应的发生率，对急性排斥反应也有一定的治疗作用。

MMF 的剂量一般为 0.5～0.75 克，2 次/天，其不良反应主要表现为呕吐、腹泻和白细胞减少，还未见肝毒性和肾毒性的报道。

（7）百令胶囊：百令胶囊系由中华束丝孢真菌经深层液体培养而产生的冬虫夏草菌丝体制成。主要成分为甘露醇、虫草酸、类固醇以及 19 种氨基酸等组成，经化学分析各种氨基酸的含量与天然冬虫夏草相近。

百令胶囊通过对免疫系统、内分泌系统双向调节作用，配合环孢素 A 对肾移植术后患者使用。百令胶囊能减少急性排斥的发生，以及抗慢性排斥的效果，确保肾移植的存活期，能取代三联用药中的硫唑嘌呤用药，避免药物性肝功能损害的发生，改善患者术后的生活质量。

（沈　兵）

170. 为什么要监测环孢素 A 和他克莫司的血药浓度

环孢素 A(CsA)/他克莫司(FK506)作为新型的免疫抑制剂应用于肾脏移植以来，使移植器官的成活率大幅度提高。但由于 CsA/FK506 具有一定的肝、肾及其他毒性反应，如果用药量不够则会影响疗效，将会出现排斥反应。又因口服后生物利用度和药代动力学个体差异较大，临床上毒性反应与排斥反应难以区别，且药价昂贵，患者需长期服用。因此，如何安全、合理、有效地使用 CsA/FK506，已成为临床医师和患者十分关注的问题。

我们对服用环孢素 A 的 512 例肾移植患者，应用荧光偏振免疫法(FPIA)测定 CsA 的理想治疗窗浓度范围。结果表明：由于移植后时间不同，服用剂量不同，血中环孢素 A 的谷浓度(CsA－TL)不同。同一剂量，患者不同其血中药物浓度亦不尽相同。且各组之间浓度范围高低差异较大，存在着显著的个体差异。因口服环孢素 A 主要在小肠吸收，该吸收可用药物动力学来描述，即不依赖于剂量，影响吸收的主要因素是该药物通过肠的时间。因此，这与术后时间、剂量、胃肠、肝功能及胆汁排泄和食物等因素相关，都能影响环孢素 A 的吸收。如肝病患者和其他患者对该药的吸收率，分别是 12％和 30％。因为环孢素 A 为脂溶性化合物，主要靠胆汁或胆盐而吸收，胆汁或胆盐缺乏，可导致环孢素吸收率的减少，生物利用度降低。过去认为服药用的饮料对该药吸收影响很小，但现在观察到，如果用葡萄汁冲服，肾移植患者的血药浓度增加 32％。因此，有必要进行血中药物浓度的监测，按照移植后不同时间内理想的血药浓度调整服用量，做到药物剂量个体化。环孢素 A 的治疗血浓度范围无统一标准，世界各器官移植中心报道的差别较大，期望谷浓度治疗范围各不相同。通常认为肾移植早期应维持较高的血药浓度，以后可以逐渐减量。根据上海交通大学医学院附属仁济医院肾移植中心的应用经验，在吗替麦考酚酯类药物(例如赛可平、米芙或骁悉)足量使用的情况下，CsA 理想治疗窗浓度范围应为：术后第 1 个月全血谷浓度为 300 纳克/毫升左右；第 2 个月为 200～250 纳克/毫升；第 3 个月为 150～200 纳克/毫升；第 4 个月以后谷浓度应维持为 100～150 纳克/毫升。此浓度范围既能达到满意的免疫抑制效果，又能减少 CsA 的肝肾毒性作用及排斥反应。以后根据不同时期，随时观察肾功能对剂量由移植科医师作适当的增减，使谷浓度维持在安全有效水平。有一组调查结果表明：750 例患者中有 603 例是定期监测环孢素 A 血谷浓度，根据监测浓度结果随时调整剂量，该组排斥发生率为 8.7％，以急性排斥为主，肝、肾毒性发生率为 19.7％；另一组有 147 例没有定期监测，凭经验用药，排斥发生率 36.0％，肝、肾毒性发生率为 31.2％。由此可见监测 CsA 血谷浓度的重要性。

　　在吗替麦考酚酯(MMF，例如赛可平、米芙或骁悉)类药物足量使用的情况下，他克莫司(FK506)的理想治疗窗浓度范围应为：术后第 1 个月全血他克莫司的谷浓度为 8 纳克/毫升左右；第 2 个月为 6～8 纳克/毫升；第 3～6 个月为 6 纳克/毫升左右；第 6 个月以后应维持在 4.5～6 纳克/毫升。

（沈　兵）

171. 环孢素 A（赛斯平）与新环孢素 A（新赛斯平）有何区别

	赛斯平	新赛斯平
药物吸收性、稳定性	药物吸收较差，且不稳定：①油剂加水的乳剂，油滴分子大（直径 1 微米）。大分子颗粒被动弥散差，吸收窗窄。吸收部位局限在胃肠上部，吸收率低。②大脂溶性油滴，吸收受胆汁分泌，进食食物内脂肪含量等影响。吸收不稳定预见性较差	药物吸收好，稳定：剂型改进，为微乳剂，颗粒很小，是平均直径 30 纳米的小油滴。药物很快内释放，弥散好，胃肠内均吸收，吸收完全，吸收率高
血浓度变异性、生物利用度	血浓度变异性大，生物利用度低：①药物剂量与血浓度间呈非线性关系，用药量不稳定，难以调整血药浓度。②药物谷值与曲线下面积（AUC）间相关性差，血浓度谷值不能准确代表真正 AUC。③需经常监测血浓度，调整用药剂量	血浓度变异性小，生物利用度高：①微乳剂，弥散好，不受胆汁分泌，进食等影响，吸收稳定，预见性好。血浓度变异性小，生物利用度高。②药物剂量与血浓度间呈线性关系，用药稳定，容易调整血药浓度。预见性很好。③药物谷值与 AUC 相关性好。血药浓度谷值监测更可信。④可减少血浓度监测次数及剂量调整次数
药代动力学稳定性	药代动力学稳定性差：①吸收达峰时间（T_{max}）差异大，难以预见。②AUC、T_{max} 不稳定均可影响药效（过量可致中毒，不足则会排斥）	药代动力学稳定性好：①吸收达峰时间（T_{max}）差异小，1/2～I 小时出现，预见性强。②峰浓度（C_{max}）可比山地明增加 59%～61%，生物利度增加 30%～90%，用药剂量可减少 16%。AUC，C_{max} 提高并不影响肝、肾功能

（沈　兵）

172. 服用环孢素 A 应注意哪些事项

环孢素 A 是肾移植患者最主要的抗排斥药物，有口服及注射两种剂型。口服剂型有液体及胶囊两种。要严格按照规定的剂量服用，切忌自己随意加减药量,因为环孢素 A 多吃有中毒的可能,少吃则有发生排斥的危险。

为了掌握理想的用药剂量,常根据患者体重来估算用药量,但这还远远不够。因为服用环孢素 A 存在个体差异现象,即同样的剂量,有的患者恰到好处,有的出现过量中毒,有的用量不足而出现排斥反应。医生常用一种特殊的仪器测定患者服药后血中的药物浓度。根据测定结果来调整用药量,显而易见,这种方法比单纯靠体重给药要准确得多。环孢素 A 的血药浓度测定在移植初期最好每 3 天测 1 次,使之剂量"个体化"以后随着环孢素 A 用量的减少,测血药浓度间隔时间可逐渐延长至 1～2 周 1 次以及 1 个月 1 次。

在服用环孢素 A 期间,要特别注意同时服用其他药物可能会对其血药浓度产生影响。

(1) 增高环孢素 A 血药浓度的药物:如红霉素(利君沙)、氟康唑、伏立康唑、地尔硫 (恬尔心)、维拉帕米(异搏定)、硝苯苄胺啶、甲泼尼龙、甲基睾丸酮、甲氧氯普胺(灭吐灵)、西咪替丁、雷尼替丁和五酯胶囊等。

(2) 降低环孢素 A 血药浓度的药物:苯妥英钠、联苯双脂、利福平、异烟肼等,可降低环孢素 A 的作用,因此必须在专科医师指导下服用这些药物。

在服用水剂环孢素 A 时,用温开水送服。千万不能用热开水。服药容器选用玻璃杯或陶瓷杯为好,避免使用塑料杯。

关于服用环孢素 A 多长时间为好是一个有争议的问题。目前,较为一致的意见是环孢素 A 应当服用至少 2 年以上。长期服用环孢素 A,可减少由于较大量应用泼尼松带来的并发症。一般推荐的维持剂量为每日每千克体重 3～5 毫克,这一剂量长期应用较为安全。有些患者错误地认为:减少环孢素 A 服用量后,当发现肾功能减退时再将环孢素 A 的服用量恢复到原来的剂量,同样可使肾功能恢复,这种想法是错误的。在大多数情况下,这种方法并不能使肾功能恢复到原来的正常状态,有时会使肾功能恶化,变得不可逆转。

(沈　兵)

173. 肾移植术后用药的注意事项有哪些

(1) 免疫抑制剂:肾移植患者,只要移植肾脏有功能,就要终身服用免疫抑制剂(同卵双生子之间的移植除外)。用药的剂型、剂量要遵医嘱,在医生的指导下调整药量,千万不要自己随便增减。

(2) 用药从简:术后除常规服用免疫抑制剂外,若要应用与治疗有关的其他药物时,如降压药、保肝药等都要征得医生同意,并要遵医嘱按时按量服用。一般的用药原则是:能口服的不注射,能肌内注射的不作静脉注射,可用可不用的不用。在遇有细菌性感染时,应先用"普通抗生素"如青霉素、红霉素等,千万不要开始就用"高档次"抗生素如头孢哌酮钠(先锋必)、头孢三嗪等,以防病情真正需要时反而没有真正有效的药物可用。

(3)避免应用免疫增强剂:众所周知,补药一般都有不同程度的免疫增强作用。对于肾移植患者来说,如服用或注射这类免疫增强性药物,轻者可诱发急性排斥反应,重者可导致移植肾功能衰竭。因此,肾移植患者应避免服用下列药物。①各种营养补品:如人参蜂王浆、蜂王精等。②生物制品:干扰素、白介素等。③各种预防注射疫苗:如脑炎疫苗、流脑疫苗等。④避免使用对肾脏有毒性的药物:如庆大霉素、卡那霉素、多黏菌素、万占霉素等抗生素。服磺胺类药物,如磺胺嘧啶、复方新诺明时,应多饮水,或加服碳酸氢钠碱化尿液,防止磺胺在肾组织内形成结晶。慎用或禁用药物有:感冒通、卡托普利、吲哚美辛、复方氨基比林等。

(沈　兵)

174. 如何调整免疫抑制药物的使用

免疫抑制药物剂量的调整是移植肾能否长期存活的关键。因此,药物剂量的调整应由移植科医师来决定,决不可贸然行事。笔者发现有的患者认为肾移植后减药、改换药物是一种比较简单的事情,于是"久病成良医"自行减药或停药。其中有部分患者是因为经费不足自减环孢素 A。由于这种"自作主张"的用药,使自己原先很正常的移植肾功能出现异常,有的甚至导致移植肾失去功能,重新回到透析,令人惋惜。

肾移植患者的减药、调整用药是一种既复杂而又没有固定模式的治疗方案。那么,移植医师在对肾移植患者进行免疫抑制药调整时,他的依据是什么呢?一般地说,至少应考虑下列一些因素。

(1)移植后的时间长短:不同的时间,用药剂量不一样。

(2)年龄:年老的患者与年轻的患者相比,相对处于免疫低水平状态,需要的免疫抑制药物剂量偏小。

(3)体重:目前,患者的体重是增加还是减少了?体重增加要考虑到用药不足,谨防排斥;体重减少应注意防止药物过量。

（4）用药方案：目前用药方案是二联用药（环孢素 A＋泼尼松）和三联用药（环孢素 A＋泼尼松＋硫唑嘌呤或吗替麦考酚酯）。三联用药应注意硫唑嘌呤或吗替麦考酚酯的不良反应。患者究竟是适合二联还是三联用药，是否需要改动药物治疗剂量或方案。

（5）用药量：环孢素 A 的用量每天维持在每千克体重 3～5 毫克，其浓度是否在理想治疗窗浓度范围。

（6）肝功能：肝脏功能检查有无黄疸、转氨酶升高？乙肝二对半是否阳性？如有肝功能损害，环孢素 A 必须减量，免疫抑制剂方案需相应调整。

（7）血常规检查：血红细胞及白细胞计数是否下降？如下降可能与硫唑嘌呤、环磷酰胺有关，必须重新调整免疫抑制剂方案。

（8）血压：有无高血压？高血压是与环孢素 A 有关，还是与泼尼松有关？或者两者均有关系？

（9）视力：有无视力明显障碍或听力严重减退？是否与激素有关？

（10）血糖：有无胰腺功能异常？如高血糖、糖尿。如存在这种情况则免疫抑制剂调整难度更大。

（11）症状与体征：有无发热、尿量减少、移植肾区胀痛、血压升高、蛋白尿、血肌酐上升等。如有排斥表现是加环孢素 A 量、激素还是硫唑嘌呤或吗替麦考酚酯，或辅以百令胶囊、雷公藤多苷等。用多少剂量？多长时间？都必须考虑周到。

综上所述，肾移植患者应清楚地认识到，移植手术的成功只是走过了极为关键而又重要的一小半路程；剩下的路程也许更为漫长而艰辛。遵照医嘱定期随访复查，同医师取得良好合作，是最终获得肾移植成功的关键因素之一。

（沈　兵）

并|发|症|防|治

175. 肾移植术后常见并发症有哪些

肾脏移植术后，由于手术本身的打击及服用大量免疫抑制剂，许多平时不致病的细菌可引起严重的感染，如上呼吸道感染、泌尿系感染、胃肠炎、带状疱疹等，其处理方法介绍如下。

（1）上呼吸道感染：又称上感或感冒，是很普通的常见病，可由病毒或细菌感染所致。当过度劳累、受凉或机体抵抗力下降时容易发生。普通感冒可进一步诱发肺部感染及移植肾脏排斥。患者往往出现咽痛、流鼻涕、打喷嚏、发热及咳嗽等症状。血液化验时中性粒细胞升高者可能为细菌性感冒，可服用感冒清热冲剂，酌情应用抗生素，如红霉素、头孢拉定等。如白细胞不高、中性粒细胞正常，可能为病毒性感冒，可服用感冒冲剂、板蓝根冲剂等。如发生肺部感染，则应积极治疗，因其是移植患者致死的主要原因之一。

（2）泌尿系统感染：它是肾移植患者最常见的细菌感染，多发生于术后1个月内。表现为尿急、尿频、尿痛、尿道烧灼感及伴有发热。化验尿液可见尿中存在白细胞、脓细胞，尿细胞培养有细菌生长。一旦发现有泌尿系感染，即应多饮水，稀释尿液，起到冲洗的作用，有利于细菌的排出。此外，还要服用抗生素，最好根据尿液细菌培养结果及药敏试验来选用针对性强的抗生素。

（3）胃肠炎：患者食入不洁饮食或没有蒸煮过的过夜饮食可以出现腹痛、腹泻，严重者上吐下泻、发热，大量水分丢失，导致循环血容量不足，肾脏灌流量不足而出现血尿，可诱发急性肾功能衰竭。遇有这种情况，首先要补充水分，可饮糖盐水、稀米汤等。如不能从胃肠补充水分(呕吐、恶心)者，可采用静脉输液、补充水分。一般情况下应补充等渗液体，如5％葡萄糖溶液、生理盐水等。此外，还要服用3～5天抗生素如环丙沙星、黄连素等。

（4）带状疱疹：带状疱疹是由病毒引起的。这种病毒常潜伏在身体的神经节中，当机体抵抗力下降时(接受肾移植的患者)，很容易感染。由于多发生于腰部系裤带的部位，因而得名带状疱疹。一旦发生，患者精神萎靡、虚弱、疼痛难忍。3～4天后出现水疱疹改变，大小不等，分布在一侧躯干或肢体，一般不越过躯干部中线。严重者病毒可沿神经进入脑内，发生脑炎。带状疱疹是一种以疼痛为表现特征的皮肤病。最初的表现是轻度发热、疲倦无力、纳差和患部皮肤灼热感或疼痛;继而,在皮肤患部出现散在分布的红斑,在红斑基底上出现簇集的粟粒至绿豆大的丘疱疹,常沿着某一周围神经排列成带状,簇间皮肤是正常的。一般发生在身体一侧,丘疱疹可迅速变为水疱,内含物透明澄清,疱壁紧张发亮,数日后水疱可混浊化脓或部分破溃,形成糜烂面,最后干燥结痂,痂脱而愈,留下暂时性淡红色斑或色素沉着。少数患者可有血疱、坏死等皮疹,愈后会遗留瘢痕。自然病程 3 周左右。带状疱疹的好发部位为肋间神经、颈部神经、三叉神经和腰骶神经区,常在其中一条神经分布区出现皮疹。但在人体免疫功能低下时,皮疹也会累及两条神经分布区,严重者可泛发全身。

疼痛为本病特征之一,可先于皮疹出现,也可同时或稍后于皮疹出现。疼痛轻重不等,与皮疹严重度无一定关系,但与发病年龄有关。儿童可不痛或轻微疼痛,而老年患者特别是 60 岁以上患者,疼痛可异常剧烈,常痛得食之无味,夜不安寐,痛苦不堪。有些患者在皮疹完全消退后,仍遗留疼痛,可持续数月,甚至更长时间。

处理方法:保持患处皮肤干燥,采用抗病毒药物如无环鸟苷软膏局部外用。对较严重带状疱疹者,应给予静脉滴注无环鸟苷;同时,要注意预防及治疗局部继发性感染。很多移植中心在肾移植术后常规给伐昔洛韦口服,有助于带状疱疹的预防。

(沈 兵)

176. 肾移植术后可能有哪些外科并发症

(1) 肾动脉破裂:肾动脉破裂是极其危险的并发症之一。由于发病突然,无任何症状与诱因,往往在短时间内患者血压下降至零,意识丧失,迅速死于出血性休克。临床表现为突然下中腹或偏移植肾一方剧烈疼痛,疼痛部位局限,可在疼痛部位见到迅速出现的肿块,有压痛。血压快速下降,脉搏增快,大汗淋漓,意识丧失。由于破裂程度不同,上述症状也有所差异。要求临床医师有丰富的经验,能迅速及时给出诊断,立即用手压迫移植肾区,建立静脉通道,快速输血,根据出血程度和病情轻重决定在病房或送入手术室急诊手术探查。绝大多数患者来不及血管重新吻合,应当机立断切除移植肾,以确保生命安全。

(2) 肾破裂:肾破裂的发生率为 3.6%～6%,多发生于术后 1 个月之内,其原因与排斥反应有关。

肾破裂的主要临床表现为肾区突然疼痛,有明显压痛、反跳痛、疼痛范围可逐渐扩大,移植肾区局部有隆起,随疼痛范围扩展而扩大。如患者仍在卧床期间则疼痛范围可逐渐沿移植肾肾窝方向向腰及季肋部方向扩展。多数患者有脉搏快,由于出血不如肾动脉破裂出血凶猛,故早期血压无明显下降,血红蛋白下降也缓慢。此时应严密观察血压、肾脏局部症状和疼痛部位的变化,必要时及时进行手术探查,给以修补或移植肾切除。

(3) 肾血管血栓形成及栓塞:移植肾的静脉血栓形成及动脉栓塞的发生主要原因是排斥反应或(和)血管内皮的损伤。肾动脉栓塞的特点是突然少尿进而无尿,初期有肾脏肿大、变硬、有压痛,晚期肾脏也会变软变小。诊断要依靠血管造影,放射性核素(同位素)动态肾图也有一定的帮助。无论血栓形成还是栓塞都应早期给出诊断采取溶栓或取栓等措施均有助于肾脏血运恢复。但最终必须解决造成此并发症的原因,才能确保上述治疗的效果。

(4) 尿漏:肾移植术后尿漏的发生率约为 2%。尿漏发生的原因有以下几点。

1) 手术操作损伤:一是修肾修剪过度,损伤营养输尿管的血管。这种情况多造成输尿管漏。二是吻合过程中缝扎过紧,或膀胱壁内输尿管移行过多造成输尿管远端坏死。三是膀胱吻合口缝扎过松造成吻合口漏。

2) 与排斥反应有关:导致输尿管坏死而发生的尿漏。

3) 与感染有关。

无论哪种原因,发生尿漏后应视其原因决定手术探查的时机。如仅仅是吻合口缝合过松,则予以保留导尿管、局部引流、卧床等措施可等待自愈无须手术。但如有输尿管坏死,则应尽早手术探查,同时治疗排斥、感染等病因。

(5) 切口感染:由于术前多数患者处于营养不良状态,术后应用大剂量免疫抑制剂,患者的伤口愈合和抗感染能力低下,因而伤口感染率增加。术中渗出多,术后引流不畅也是感染原因之一。感染多发生于术后 2～3 周,表面为局部红肿、有分泌物,或伴发热。发生感染后应充分引流,必要时需切开引流,应每日换药。用适当的抗生素,可做局部理疗以辅助治疗。

(6) 贫血:患者必要时可输新鲜血、白蛋白等增强体质,促进伤口愈合。

(沈　兵)

177. 肾移植术后可能有哪些内科并发症

(1) 感染:肾移植术后应用大剂量免疫抑制剂,尤其在术后第 1 个月内,机体免疫防御系统遭到破坏和抑制；特别在术后第 3 周是患者免疫力最低的时期。因而是各种致病微生物乘虚而入、引发感染的最危险的时期。感染是肾移植术后各种并发症主要死亡原因之首。细菌感染占第 1 位，真菌感染居次。各系统均可发生感染，尤以肺部感染最多、最严重。发生感染后多数病例为两种以上微生物的混合感染，给治疗带来一定困难。由于机体处于免疫抑制状态，故普通抗生素难以奏效，而大剂量广谱抗生素的长时间应用，不可避免地带来双重感染，使病情复杂化。除此之外，各种寄生虫病、结核病等都可能发生。感染可以诱发排斥反应的发生。因此，感染是移植后最严重的并发症，应积极治疗。

（2）消化道出血：肾移植术后应用大剂量激素，可造成消化道黏膜损伤，导致消化道出血。手术打击、严重感染等并发症均可造成消化道黏膜的应激性溃疡。如果术前本身就存在消化道溃疡的患者，发生消化道出血的危险就更大。虽然现在常规应用免疫抑制剂的剂量已降低，但在冲击治疗时仍需大剂量应用激素。消化道溃疡导致的出血仍需高度警惕。现在消化道溃疡的疗效有了很大提高，但由于此种应激性溃疡往往是大面积胃或肠黏膜的表面糜烂性炎症和溃疡，累及范围可达全消化道，治疗也由于面积广而难以全面控制。因此，术前如有消化道溃疡病史，一定要向医师讲明，以便采取相应预防措施或手术延期。

（3）急性肾小管坏死（ATN）：肾移植术后 ATN 是常见并发症之一，发病率达 30％ 左右。其原因主要是由于取肾过程中肾脏短时的血液循环中断，血运恢复后产生大量氧自由基。这些物质对肾小管细胞的损伤导致 ATN。其临床表现主要为多尿或少尿甚至无尿，肾功能不恢复或恢复后又恶化。一般发生在术后 3～7 天。发生 ATN 时，肾脏局部无变硬、增大的体征，无发热，无关节酸痛，肾脏无胀感和压痛等症状。实验室检查可见蛋白尿、血肌酐、尿素氮升高。B 超肾脏的大小、形态与结构均无异常。此时治疗应注意以下几点。

1）及时血液透析，消除毒素和多余的水分。透析中视尿量情况决定脱水量，切忌透析中发生低血压，因低血压可使肾脏再次受到氧自由基的损伤，使肾功能难以恢复。即使恢复功能，远期存活的质量也会受影响。

2）医师及患者自己都应注意肾脏局部的体征变化，有无变硬、肿胀。因 ATN 恢复期常伴有急性排斥反应的发生。如忽视排斥的发生，也是出现 ATN 后丧失肾脏的原因之一。

3）如果肾脏逐渐变小、变软，应考虑有无肾血管血栓形成。

4）治疗中发生了 ATN 应及时减少环孢素 A 的用量，随尿量的增加肾功能好转而逐步增加环孢素 A 的用量。总之，单纯的 ATN 是可以恢复而不影响远期存活的。

（4）急性骨髓抑制：肾移植术后服用的 MMF 类药物（如赛可平、米芙和骁悉等）、抗病毒药物，都可以造成一过性骨髓抑制。这是由于嘌呤类药物是抗代谢药物，对所有增生活跃的细胞都有抑制作用。这种抑制多发生在术后 1～6 个月，约有 1/3 的患者出现骨髓抑制为剂量依赖型的，只需减少药物用量便可自行恢复正常。

急性骨髓抑制严重者表现为全血细胞下降，但绝大多数仅为外周血白细胞下降幅度较大，甚至可达 1.0×10^{12}/L 以下，此时常合并病毒或革兰阴性杆菌的感染。对骨髓急性抑制治疗首先应停药，应用骨髓细胞集落刺激因子，贫血严重者应输血。此时应隔离患者，预防感染非常重要。

（沈　兵）

178.　肾移植术后可能有哪些远期并发症

（1）结核：肾移植术后由于服用大剂量激素可以诱发结核，也可使原来已钙化的陈旧结核灶转为活动性结核。因此，术前曾患有结核的患者一定要向医生讲明，及早采取预防措施。无论是陈旧结核复发还是重新感染结核，症状与体征与普通结核患者相似。肺结核可有咳嗽、咯血、发热。胸部 X 线可见明确的病灶。但早期病灶影像可能不典型。痰中可找到结核菌。痰中结核菌 DNA、PCR 法可呈阳性。肾移植术后远期并发结核的特点是肺外结核较多见，早期无明确具体的病灶，多以高热为特征。体温为弛张热，一般抗炎治疗无效。许多患者在发热 3～6 个月之后才发现具体病灶，多见于肺部、腹腔、皮肤、淋巴结、骨及关节。另一个特点是一般抗结核治疗效果欠佳，往往一个疗程下来不能控制病情。多需外科手术清除病灶，或配合积极的全身支持疗法，长期大剂量的抗结核药物治疗才可奏效。而肺结核的药物治疗效果则明显好于肺外结核。

（2）高血压：肾移植术后，约有 1/3 的患者有高血压。其原因可能有以下几点。

1）原肾由于肾功能衰竭，肾脏逐渐萎缩，但部分残余肾单位仍有生理功能，仍可分泌少量肾素导致血压升高。

2）术后服用激素，增加体内水钠潴留，使血容量增加，造成高血压。

3）移植肾动脉吻合口狭窄，造成高血压。

4）排斥反应时血压可以升高。

前两种原因的高血压，只需服用中等剂量的降压药即可得到良好的控制。

随着时间的延长,这两种作用会逐渐减弱,血压会逐渐恢复正常。第三种原因的高血压需做血管造影明确诊断,再视血压增高的幅度和狭窄的程度决定是否需要扩张术。如狭窄严重,则必须手术,否则将导致肾脏功能的丧失。第四种原因则需要积极治疗排斥,随着排斥的逆转,血压会逐渐下降至正常。

（3）药物性肝损害:肾移植术后服用硫唑嘌呤和环孢素 A(CsA)均可造成不同程度的肝损害,约 1/3 的患者术后可有转氨酶轻度升高,10％左右的患者可有不同程度的黄疸;后者与服用 CsA 有关。术前有肝病的患者,术后更容易发生肝损害。因此,肝功能不正常的患者,在恢复正常之前,不能接受手术。术前有胆道系统疾病,如结石、胆囊炎等,也应向医师讲明,因 CsA 可影响胆汁的排泄,从而促使病情恶化。术后如发生转氨酶轻度升高,多数无须改变免疫抑制剂的剂量,加服保肝药后短时间内可恢复正常。如伴有黄疸发生,则应高度警惕,多预示肝脏已有较严重的损害,应及时调整免疫抑制剂的用量。监测 CsA 的血浓度,同时应用保肝药,清热解毒的中药,除湿利胆药。如黄疸水平已超过正常的 1 倍以上,应考虑停用 CsA 或改用 FK506。如停用 CsA 应注意有可能发生排斥反应,这时应根据具体情况调整治疗方案或改用 FK506,并以保全患者生命为前提。

（4）血糖升高:肾移植术后血糖升高有两个原因:其一是由于应用大剂量激素,导致糖代谢紊乱;其二是由于应用 CsA。曾有报道 CsA 对胰岛细胞有一定的抑制作用,使其正常释放胰岛素的功能受限。肾移植术后血糖增高发生率为 3％～8％。多数早期无症状,逐渐出现多尿、口渴、体重下降等症状。实验室发现血糖升高,尿糖呈阳性。部分患者通过减少激素用量和限制饮食便可缓解症状和体征,但绝大部分病例需口服少量降糖药,即可控制血糖水平,只有少数病例需长期依赖胰岛素治疗。

（5）齿龈增生:齿龈增生在服用硫唑嘌呤和 CsA 的病例中十分常见,表现为牙龈突出于牙根并且覆盖于齿冠,常伴有接触性出血。轻症病例无不适感觉,少数伴有疼痛。个别病例可发展成口腔内的卡波西肉瘤。齿龈增生可用甲硝唑治疗,大部分患者有一定疗效,可减缓增生速度。

（6）骨质疏松:骨质疏松甚至发生无菌性股骨头坏死也是长期大量应用激素的不良反应之一,其发生与应用激素总量有关,同时也与个体对激素的敏感性有关。股骨头坏死发生率为 4％～14％。临床表现为关节疼痛、活动障碍,X线或骨密度测定可以确诊。部分患者可伴有钙磷代谢紊乱。治疗首先要降低激素用量。目前,有些人工合成制剂促进钙磷代谢,防止骨质疏松,缓解骨痛方面效果良好,可以酌情应用,如人工合成鲑鱼钙素(商品名为密钙息)、骨化三醇(罗钙全）、羟乙膦酸钠（商品名为帮特林）等对骨质疏松和无菌性骨坏死有一定疗效。股骨头坏死严重可以施行人工股骨头置换术。

（7）肿瘤：长期服用免疫抑制剂，可以破坏体内免疫监视系统，从而使肿瘤的发生率高于正常人群（高达 7% 以上）。肿瘤多为皮肤癌、原肾肾盂癌、肝细胞癌和淋巴瘤等，多发生于术后 1 年半以后。发现肿瘤后，应先切除肿瘤，视肿瘤的性质和发生部位考虑是否切除肾脏、停用免疫抑制剂、继续接受血液透析治疗，以防止肿瘤复发、扩散和再生。据报道，停药后切除移植肾患者的 5 年存活率高于单纯肿瘤切除的病例。

（8）移植肾再发肾炎：肾移植术后可以重新发生肾炎，这是由于移植手术只能替代病肾工作，而不能杜绝发生肾炎的原因。而肾炎属免疫性疾病，是由于自身免疫过程发生异常造成的损伤，如抗肾小球基底膜抗体的存在，移植肾也可遭到抗体的攻击而导致移植肾肾炎。再发肾炎大多数病理改变与原肾肾炎病变相同，但需与慢性排斥反应相鉴别。移植肾炎多出现在上呼吸道感染之后，早期多数表现为间断蛋白尿，而肾功能无变化，病情进展冲击治疗无效。病理检查有助于确诊，尤其免疫荧光和电镜检查。再发肾炎的治疗与一般肾炎治疗相同，由于肾移植术后应用大剂量免疫抑制剂，实际上再发肾炎的发生率可能并没有报道中的那么高。

（9）肾积水：术后无诱因出现肾功能不全还应注意有无肾积水。肾积水多数是由于输尿管与膀胱吻合口狭窄所致，术后远期出现的狭窄多与手术操作有关。有些由于漏尿愈合后形成瘢痕狭窄，或感染造成压迫所致。肾积水一般 B 超即可确诊，静脉尿路造影和磁共振成像（水成像）可明确狭窄梗阻部位和程度。早期手术解除梗阻，术后肾功能可很快恢复正常，如梗阻时间过长，再施行手术，也有可能丧失移植肾。

（沈　兵）

179. 肾移植术后会增加生肿瘤的风险吗

会。肾移植后肿瘤的发病率明显增加，据美国研究报道，肾移植受者消化系统、肺、前列腺、卵巢以及乳腺发生肿瘤的概率是普通人的 2 倍，白血病、皮肤黑色素瘤、宫颈癌的发病率是普通人的 5 倍，肾癌的发病率上升了 15 倍，而卡波西肉瘤、非霍奇金淋巴瘤的发病率增加了 20 多倍。肾移植后不同阶段恶性肿瘤的发病率不同，随着生存时间的延长，恶性肿瘤的发病率也不断增加。据我国台湾省报道,随访 10 年的肾移植受者,其恶性肿瘤的发病率增加 13.8 倍。肾移植受者恶性肿瘤的发病率是接受透析患者的 10 倍。澳大利亚研究揭示了这一不断增加的趋势,在长期服用免疫抑制剂的情况下,澳大利亚皮肤癌的累积发病率由术后 1 年时的 7％上升为 11 年后的 45％,20 年达到 70％。可能与长时间暴露于紫外线有关。除时间因素外,免疫抑制剂应用时间的长短和剂量也与肿瘤的发生有关系。不同国家和种族服用免疫抑制剂后肿瘤发生的类型差别很大。日本和韩国,消化系统肿瘤最常见;英国,淋巴瘤则最常见;沙特阿拉伯则以卡波西肉瘤、淋巴瘤、皮肤癌、会阴部癌最常见;我国则以泌尿系统肿瘤最为常见,其次为消化系统肿瘤。

（张　明）

180.　肾移植术后尿路梗阻该如何治疗及预防

（1）治疗:根据梗阻发生的时间、程度、进展速度以及有无并发症采取相应处理。

1）早期急性梗阻:一旦发生应手术治疗,根据梗阻类型,去除梗阻原因,一般需行输尿管膀胱重新再吻合术。

2）晚期梗阻:以吻合口或输尿管狭窄居多。①膀胱镜或输尿管镜下输尿管口扩张或剪开置入单“J”导管术。内镜下通过吻合口输尿管置支架或扩张术。若治疗失败以及有明确手术指征的患者,可行开放手术,切除狭窄段后重新吻合。②移植肾积水,经皮肾造口顺行肾盂造影后置入双“J”管。顺行对输尿管膀胱吻合口狭窄进行气囊扩张,短期成功率为 50％～90％,长期疗效尚不确定。③经腹寻找自体输尿管,行同侧自体输尿管与移植肾肾盂或输尿管吻合术。

（2）预防:①供肾输尿管长度留存合适且供肾位置放置恰当。②术中止血完善,术后引流通畅。③完善吻合技术,防止输尿管-膀胱吻合口狭窄。④术后用抗生素预防感染。

（沈　兵）

181.　肾移植术后尿路结石如何治疗及预防

（1）治疗:根据结石部位、大小,可采用体外冲击波碎石术(ESWL)治疗,经皮输尿管镜激光碎石(PCN)或服中药排石,一般很少需要开放手术治疗。

（2）预防：积极防治反复尿路感染和尿路梗阻。控制高蛋白高嘌呤饮食，少食动物内脏等食物，应选高磷低钙饮食，多吃水果，多饮水，并应注意血尿酸的监测。

（沈　兵）

182. 肾移植术后血压应怎样控制

（1）病因治疗：对于可去除的肾移植术后高血压（PTHT）病因，有针对性的病因治疗可以治愈 PTHT。例如：①在移植受者围术期容量超负荷时，需要进行限水和盐、采用强心和利尿剂，必要时可行紧急血透超滤；②对于移植肾因位置安放不当时，则需果断行移植肾探查，重新调整移植肾位置，避免肾动脉折曲；③对移植肾动脉狭窄（TRAS）者，首选经皮腔内血管成形术（PTA），当手术失败或无法进行时可以考虑开放式手术治疗；对原位肾导致的 PTHT 采取双侧原位肾切除术。适当地调整免疫抑制剂是 PTHT 治疗的基本措施，有 AR 时则需调整免疫抑制药物或冲击治疗；可能存在 CsA 相关性高血压时应减少 CsA 剂量或更换为 FK506，CsA 导致高血压的原因很可能是其收缩入球动脉引起肾小球通过率（GFR）降低和水钠潴留。而其他因素如交感神经活性增强，局部肾素-血管紧张素系统（HAS）活性改变、细胞内钙离子浓度升高、内皮素的合成和释放、一氧化氮水平降低等也可能导致类似的入球动脉变化。研究显示，服用 CsA 的患者较服用 FK506 的患者平均血压较高、移植肾有效血流量和 GFR 较低。采用 FK506 治疗的患者中需要服用降压药的人数显著低于 CsA 治疗的患者。

（2）控制体重，减少盐和脂肪摄入量，适量活动，减少不良刺激。

（3）降压治疗：应用降压药治疗的基本原则，根据 PTHT 的原因与病理生理特点选用药物，以保护移植肾功能为基点。常用药物有以下几类。①钙拮抗药（CCB）：CCB 在降低循环血压的同时可以拮抗 CsA 或 FK506 引起的肾小球入球动脉收缩，而后者是引起移植肾功能不全的可能原因。临床研究显示，术后使用 CCB 可以降低移植肾功能延迟（DGF）和 AR 的发生率，改善移植肾长期预后。此外，CCB 有独立于降压之外的移植肾保护作用。CCB 的耐受性较好，但是二氢吡啶（硝苯地平）类和非二氢吡啶类 CCB 和钙调神经阻滞剂之间均存在相互影响。非二氢吡啶类 CCB 可以显著抑制细胞色素 P450 酶系的功能，在与钙调神经阻滞剂同时服用后会导致后者的血药浓度显著升高。而二氢吡啶类 CCB 和钙调神经阻滞剂都是细胞色素 P450 酶系的底物，同时服用后由于竞争代谢作用会导致两者的血药浓度升高。②血管紧张素转换酶抑制剂(ACEI)和血管紧张素受体抑制剂(ARB)：被认为是肾移植术后疗效较好的降压药物。ACEI 和 ARB 可以延缓慢性肾脏病的进展，可能的机制包括降低毛细血管压力、减小毛细血管通透性、改善系膜细胞功能和限制血管紧张素参与自由基合成，ACEI 和 ARB 的治疗作用不仅仅限于降低血压，更可改善血管功能和高血压心脏病相关的左心室肥大。③β受体阻断药可降低肾移植患者心肌梗死的发病率和死亡率，改善心力衰竭患者预后。在非移植患者中，β受体阻断药会影响血脂代谢（三酰甘油升高，高密度脂蛋白降低），并与新发糖尿病相关。因此，在服用钙调神经阻滞剂、西罗莫司、泼尼松的患者中，应在密切观察下使用β受体阻断药，注意血脂和血糖变化。④使用复方制剂。上述药物可单用或联合应用，将血压降至患者可耐受的水平，注意用药间隔的均衡，防止血压昼夜的波动。

治疗目标根据推荐，移植后常规血压应维持在＜140/90 毫米汞柱（如可能应更低）；若存在蛋白尿，则血压应＜120/75 毫米汞柱；缺血性心脏病患者则推荐血压应维持在＜130/80 毫米汞柱。

总之，尽管移植的其他领域有很多进步，移植后高血压仍是一个常见并发症，且其发病率有增加的趋势。它是导致移植后患者的血管疾病高发的主要因素之一。和原发性高血压不同，这类高血压的原因大多明确。部分外在原因致高血压可以治愈，包括原肾和 TRAS 导致的高血压。内在因素和慢性移植肾损害相关并且不易处理。这类高血压的药物治疗和其他原因导致的高血压治疗类似，但肾移植受者常常需要多种类联合用药，并且血压不易很好控制。

（沈　兵）

183. 肾移植术后血糖高有哪些原因？ 出现高血脂、高尿酸、白细胞减少怎么办

（1）血糖高的原因：周围组织对糖类利用率减低；手术应激；大剂量皮质激素治疗；免疫抑制剂 CsA 的不良反应。

（2）出现高血脂：饮食宜清淡，多吃新鲜蔬菜、瓜类和粗粮。防止油腻，不食用油煎、油炸的食物，且必须限制含胆固醇高的食物，如动物内脏、蛋黄、软体鱼等，脂肪酸的摄入量不超过总热量的 30％。同时，需增加膳食纤维的供给，如燕麦片等。

（3）出现高尿酸：可能为药物咪唑立宾（MZR）的影响或原发病、饮食习惯的

多种因素的影响。症状发生同 MZR 的使用剂量呈正相关。对血尿酸＞500 微摩/升，可以用小剂量别嘌醇(25～100 毫克/日)或秋水仙碱(50～100 毫克/日)。

（4）白细胞减少：肾移植患者往往由于应用细胞毒性药物，如硫唑嘌呤(AZA)、吗替麦考酚酯(MMF)、环磷酰胺(CTX)、西罗莫司和更昔洛韦等而引起骨髓抑制。临床很多药物都能诱导白细胞减少症，这些药物中有许多被用于治疗肾移植患者。

（沈　兵）

184. 肾移植术后红细胞增多有哪些原因

（1）移植前血红蛋白、红细胞压积相对高者，自体肾有一定的产生促红细胞生成素(EPO)功能，骨髓造血功能也较强，故肾移植后随着移植肾促红细胞生成素(EPO)产生的增多及毒素对骨髓抑制作用的减少，血红蛋白、红细胞比容迅速上升。

（2）雄激素可使原始红细胞对 EPO 的敏感性增高，促使红细胞生成增加，故男性发病率高于女性。

（3）移植前高血压可引起全身血管的反射性收缩，导致有效血容量的减少；移植后高血压则通过自发的增加液体排出以缓解高血压状态，也可导致血浆容量减少；高血压时移植肾及自体肾供血也相应减少，局部缺氧造成 EPO 分泌增多，这些因素均可导致肺血栓栓塞症(PTE)的发生。

（4）肾移植后骨髓造血功能增强，体内毒素对骨髓的抑制作用减少，致使骨髓产生红细胞，解除抑制的骨髓对 EPO 的敏感性增高；长期骨髓红细胞生成减少，造成骨髓内造血干细胞聚集，一旦抑制解除，红细胞代偿性生成增多；长期血透及贫血使产红细胞的干细胞表面 EPO 受体增多，从而对 EPO 的敏感性提高。

（5）免疫抑制剂的影响 CsA 和 AZA 对 PTE 发生有影响，尤其是前者，产生机制可能是通过阻断、抑制细胞产生的细胞因子生成，而引起红细胞生成增加，却不影响血 EPO 浓度。

诚然，移植肾的内分泌功能与泌尿功能呈正相关，EPO 的升高在血清肌酐下降后一周出现，说明 EPO 产生与肾功能改善有关，故 PTE 好发于肾功能较好的受者。

（张　明）

185. 肾移植术后移植肾血管破裂该如何处理

（1）一旦确诊应急诊手术探查，紧急时可以床边进行紧急手术探查。若移植肾功能良好，争取做血管破裂处修补术，但术后应严密观察，感染所致者有再破裂可能。

（2）强调紧急处理：由于移植肾动静脉破裂出血量常较大，速度快，因此应争分夺秒就地抢救。

（3）移植肾切除：若裂口较大或有严重感染可能，低血压时间又较长者则须切除移植肾保证患者的生命安全。

（张　明）

186. 肾移植术后移植肾动脉栓塞有何原因及临床表现

（1）原因：①由于取肾过度牵拉肾蒂或供肾灌注插管时损伤肾动脉内膜。②血管吻合不良吻合口扭曲或折叠。③髂血管动脉斑块残留阻塞移植肾动脉被髂血管内膜动脉粥样硬化斑块阻塞。④移植肾位置安放欠佳致使动脉扭曲或折叠。⑤供肾血管多支或血管口径差异大血管吻合难度大，且供受者动脉口径相差悬殊。⑥受者处于高凝状态。在移植后期患者伴发红细胞增多症，尤其是血红蛋白（Hb）高达 200 克/升时，可发生肾动脉血栓形成。⑦急性排斥反应。⑧感染。

（2）临床表现：①肾动脉主干血栓时尿量明显减少或无尿。动脉分支的栓塞相对常见，分支栓塞影响肾脏血液供应的范围较小者，尿量可无明显减少，且多无特征性表现，肾脏内的血管交通可建立部分侧支循环作为代偿。如未建立侧支循环者，大多数逐渐发展成为瘢痕组织，严重者甚至发生组织坏死，造成尿漏和感染。栓塞影响肾脏血液供应的范围较大者，尿量减少，血肌酐、尿素氮升高。肾下极的迷走血管常营养全部输尿管，一旦栓塞可引起输尿管坏死，发生漏尿。②体征检查：移植肾区压痛，肾脏体积缩小、质地变软，血管杂音消失。③血生化检测：血尿素氮、血肌酐升高，可出现高钾血症。④彩超监测：显示肾动脉血流减弱或消失，肾动脉造影显示肾动脉完全或部分阻塞。放射性核素肾动态显像提示移植肾血流灌注减少或无功能。

（张　明）

187. 肾移植术后移植肾静脉栓塞有何原因及临床表现

（1）常见原因：①供肾静脉过长，肾静脉血管吻合后静脉血管扭曲、折叠，血流受阻。②深部静脉血栓致静脉血流受阻。③移植肾置放位置欠佳或扭转致肾静脉血流受阻。④患者出、凝血功能障碍呈高凝状态。⑤肾静脉吻合口狭窄，血流不畅。⑥肾周血肿压迫或感染因素等所致。

（2）临床表现：①移植肾静脉血栓形成发生时间相对晚，多见于术后早期2～3天。②突然无尿、少尿或血尿，特别是常有移植肾区疼痛和胀满感及同侧下肢肿胀，移植肾体积增大。③血生化检测：肌酐和尿素氮升高。④影像学检查：多普勒彩超示血管阻力指数升高，肾静脉内有血栓形成。经股静脉穿刺插管做选择性移植肾造影，可显示静脉栓塞部位和程度。⑤应与加速性排斥反应和急性排斥反应鉴别，影像学检查和血管造影有助于鉴别诊断。

（张　明）

188. 肾移植术后移植肾动脉瘤形成有哪些原因及表现

（1）原因：有如下三种。①血管吻合技术因素：移植肾动脉瘤大部分是由于动脉吻合口部分裂开而引起的假性动脉瘤。②感染因素：也有部分病例是由于局部感染所致，特别是真菌感染。③创伤因素：临床上也比较多见由于创伤而导致肾实质内出现动静脉瘘，例如由于反复的肾穿刺活检损伤血管壁而造成。

（2）临床表现：①一般患者出现肾动脉瘤或肾内动、静脉瘘，临床上可无症状，当动脉瘤增大或破裂时，可出现局部疼痛、肿胀。②部分患者也可出现血压升高、移植肾功能减退等。③一般患者移植肾区有血管杂音，有时局部可触及震颤。肾内动静脉瘘很少出现进行性增大。

（张　明）

189. 肾移植术后移植肾动脉狭窄有哪些原因及表现

（1）原因：①取肾和供肾灌洗时损伤肾动脉内膜。②血管吻合时动脉扭曲成角或与缝合技术相关致吻合口狭窄。③保留移植肾动脉过长，安放移植肾后成角。④供肾动脉或受者髂内动脉血管有动脉粥样硬化斑块，管腔狭窄。⑤严重或频发的急性排斥反应损伤动脉内膜。⑥肾动脉周围血肿等压迫。

（2）临床表现：①术后一度血压下降后又逐渐血压升高，呈渐进性、难治性高血压。②尿量逐渐减少，进行性移植肾功能减退，移植肾区出现加重的血管杂音。

（张　明）

190. 肾移植术后移植肾破裂有哪些原因及表现

（1）原因：移植肾破裂的病理基础多认为是急性排斥反应和急性移植肾功能衰竭致移植肾脏肿胀、表面张力增加及缺血损害。当肾包膜内压力增加到一定程度导致包膜崩裂时，因压力骤变致使肿胀脆弱的肾组织裂开。一般多发生在患者用力咳嗽或排便等使腹压增高的情况下。肾静脉梗阻、移植肾穿刺活检及局部碰撞等较为多见。

（2）症状与体征：主要为突发的移植肾区局部疼痛、肿胀和隆起，局部压痛明显，有时伴有少尿、血尿和腹胀，常由于失血出现低血压甚至休克。

（张　明）

感｜染｜防｜治

191. 肾移植术后常见的感染源有哪些

肾移植术后常见的感染源主要有细菌、病毒和真菌三种。

（1）细菌感染病原体：为肺炎克雷伯杆菌、大肠埃希菌、铜绿假单胞菌和金黄色葡萄球菌，常合并混合感染。感染部位最常见包括肺部感染和泌尿系统感染，以肺部感染死亡率最高。

（2）病毒病原体：包括人乳头瘤状病毒（HPV）、疱疹病毒、肝炎病毒等。其中疱疹病毒是肾移植术后最常见的致病病毒，包括巨细胞病毒（CMV）、EB病毒、单纯疱疹病毒，CMV感染预后最差。

（3）真菌感染病原体：包括以下几种。①白念珠菌，发病率占总真菌感染的50%以上，最常发生在口腔黏膜，也可引起皮肤和内脏感染；②曲霉菌，为侵袭性真菌感染，最常见的感染部位为肺部、中枢神经系统，死亡率高，预后差；③新型隐球菌，为条件致病菌，可侵犯肺部、中枢神经系统、骨骼等；④毛霉菌，常由供者器官带入，相对机会较少，但危害极大，可侵袭血管，引起吻合口破裂出血，死亡率高。

（张　明）

192. 肾移植患者如何预防感染

肾移植患者由于长期服用免疫抑制剂和激素，机体免疫水平低下，对各种细菌、病毒、真菌的抵抗力降低，极易发生各种感染。感染不但严重威胁着患者的生命，而且可以直接诱发急性排斥反应。在导致移植患者死亡的原因中，感染占了大约50%。

常见的感染包括细菌感染、巨细胞病毒感染、单纯疱疹病毒或带状疱疹病毒感染、真菌感染等。细菌感染容易发生在移植患者的尿道、肺部、手术创口等部位，严重时可以累及血液遍及全身。巨细胞病毒可以侵犯肺部、肝脏、肾脏、胰腺、中枢神经系统、视网膜等。单纯疱疹病毒或带状疱疹病毒感染常发生于背部、唇部、面部及会阴等部位。真菌常常侵犯口腔、肺部、尿道、心内膜等部位。

许多患者在日常生活中不注意预防感染，结果导致严重的后果。因此，移植患者应该在日常生活中积极预防感染，具体措施如下。

（1）不吸烟不喝酒。

（2）术后 6 个月内尽量不去公共场所，非去不可时要戴口罩，并减少逗留时间。

（3）勤洗澡（最好是淋浴），勤换内衣裤，注意外阴部清洁。

（4）不要接触猫、狗、鸡等小动物，以免感染病毒、细菌和寄生虫。

（5）不要忽视皮肤小伤口处理，如擦伤、碰伤、抓伤、疖肿等。伤口一定要消毒处理。

（6）室内经常通风换气，气温过低时减少户外活动。

（7）讲究个人卫生，养成饭前便后洗手的好习惯。

（8）有条件的定期室内紫外线照射消毒，勤开空气净化器。衣物和被褥日晒或干衣机烘烤消毒。

总之，只要增强自我保护意识，感染是完全可以预防的。

（沈　兵）

193. 肾移植术后如何预防和治疗肺部感染

众所周知，肾移植的成功依赖于两个方面的协调，一个是应用免疫抑制剂抑制受者的免疫功能防止移植肾被排斥，二是保持受者一定的免疫能力预防感染的发生。当两者未达到平衡状态，就会出现一系列的并发症，而肺部感染是术后各种感染中发生率最高，感染程度最重，病死率最高的，因而引起了广泛的关注。

某些患者的病原菌是术前就存在的，如呼吸道有慢性炎症，支气管扩张或曾患过肺结核，因此在术前须常拍胸片、痰培养等，术后的感染源主要是外来的，大部分发生在术后半年至 1 年内。

发热为所有重症肺部感染者最主要的症状。特点是最高体温超过 38.5 ℃，多在夜间和上午显著，午后大多降至正常。也有患者仅仅表现为心率异常增快。早期伴有呼吸道症状，如咳嗽、咳痰、胸闷气急等。重症者有发绀明显，肺泡呼吸音降低，呼气延长，少数伴有干、湿性啰音。早期胸片无特征性改变，重症期有双肺弥漫间质性病变，或散在斑片阴影、毛玻璃状改变，严重者肺实变。某些患者有不同程度的低氧和低蛋白血症。

肺部感染的病因仍以细菌为主，其次为真菌和病毒。近年来结核的发病率也有所上升。病原体主要有四种。①细菌：主要有金黄色葡萄球菌、大肠埃希菌、铜绿假单胞菌、肺炎链球菌等。②真菌：热带念珠菌、曲霉菌等。卡氏肺孢子虫也是真菌的一种。③病毒：主要为巨细胞病毒和疱疹病毒。④结核菌。

肺部感染多于术后 3～6 个月发病，大剂量使用免疫抑制剂，使免疫力降低，从而导致感染机会增加，感染病死率也较高。病情重，发展快。各种病原体的感染，其临床症状和体征无明显特征性表现，若未及时有效的处理，则病情发展迅速，导致严重后果。双重和混合感染多，以往肺部感染多从单一病原体考虑，但从临床经验上看，往往存在混合感染。

随着新型抗生素的不断问世和人们对肺部感染认识的深化，尽管微生物及其耐药性在不断变迁，但仍可根据临床经验，使肺部感染的治疗成功率得到提高，有以下 3 个原则。①早期联合用药：由于术后肺部感染往往为混合感染，因此初期应及时给予足量广谱抗生素联合抗真菌、抗病毒药物，然后根据治疗效果及时调整药物的剂量、种类。②调整免疫抑制方案：肺部感染发生的重要原因是免疫抑制过度，因此及时调整免疫抑制方案和药物用量十分重要，关键时刻，要大胆降低药量，采取保命不保肾的原则。患者要配合医师的治疗。③加强支持治疗：发生严重肺部感染的患者，往往伴有低蛋白血症，及时给予血浆或白蛋白，不但可使患者的抵抗力得以提高，而且可降低肺间质渗出，减缓肺实变的进程，必要时可静脉应用免疫球蛋白，以加强免疫重建及替代治疗。

肺部感染后的日常自我护理和预防措施如下。

（1）做好体温、脉搏、血压、尿量、体重的自我监测并详细记录。有条件的患者可以网购一个指氧仪，夹在指尖就能够监测血氧饱和度（＞95％为正常）。

（2）按时按量服药，不漏服，不多服。每天服药时间相对固定，以保持体内有效药物浓度，不要随意更改药物剂型、剂量。

（3）由于长期服用免疫抑制剂的缘故，患者机体抵抗力相对低下，术后半年内要特别注意预防感冒，不要到人多嘈杂的公共场所，流行感冒期间尤其要注意，必要时戴口罩外出，发现感冒症状及时就诊，以免引发其他严重并发症。

（4）由于患者抵抗力下降，感染的潜在性增加，不要接近鸽子、猫、狗等宠物，以免导致病原体感染。

（5）保护移植肾区，避免来自外力的伤害。

（6）保持充足的睡眠，每天睡眠时间不少于 8 小时。

（7）适度参加体育锻炼，如散步、打太极拳等，避免劳累。半年内不能做剧烈运动，如游泳、跑步、举重等，以保持机体内外环境的稳定，提高机体抗病能力。

可以在家做力所能及的家务及发挥自己的兴趣所在。

（8）休息半年至一年后，若无身体不适即可恢复学习和工作。

（9）尽量避免预防接种。肾移植术后由于使用了免疫抑制药物，不可以接受任何活疫苗或者减毒疫苗，例如：口服脊髓灰质炎疫苗、抗风疹疫苗或者抗黄热病疫苗。但可以接受死的，或者灭活的病毒疫苗，例如破伤风疫苗，但是必须在接种前通知移植组医师。

（10）如遇下列不适，请及时就医：头晕，乏力，恶心，移植肾区肿胀，疼痛，血尿，体重增加，尿量减少等。

（11）注意开窗通风，保持室内空气清新。冬季如遇节假日，室内来往客人增多时，可有紫外线消毒，每日早晚各 1 次。空气污染严重时建议使用空气净化器。

（12）卫生间可用含氯消毒剂擦拭消毒，同时注意通风换气，保证空气质量。

（13）洗衣机的消毒：洗衣机用久了缝隙间会生长细菌，洗衣时应内外衣分开洗，洗净后的衣物放在阳光下晾晒或使用干衣机烘烤消毒。

（14）其他如书籍、被褥，应经常拿到太阳光下暴晒，枕芯易被汗液浸湿而滋生细菌，也应经常暴晒消毒。

（沈　兵）

194.　肾移植术后尿路感染如何治疗和预防

（1）泌尿系感染的治疗：①应在治疗开始前做尿液的细菌学检查，以明确致病菌的种类及其对药物的敏感性；②解除引起感染的原发因素，如结石梗阻、免疫抑制剂的应用等；③治疗的疗程应足够，直至临床症状缓解或细菌学检查转为阴性；④非复杂性下尿路感染以短程治疗为宜。⑤去除尿路感染的易感因素，及时拔除留置导尿管和输尿管支架管，尽量缩短导管留置时间。⑥一般治疗时应鼓励患者多饮水，勤排尿，以冲洗膀胱内的细菌。全身症状明显者，应注意休息，服用碱性药物(碳酸氢钠 1.0 克，3 次/天)以碱化尿液缓解膀胱刺激症状。⑦抗感染治疗：细菌感染主要针对革兰阳性、阴性杆菌和厌氧菌治疗，根据常见菌种及微生物学检查结果选择无肾毒性或肾毒性小的敏感抗生素，疗程要足够，直至症状消失、微生物学检查阴性后 1 周停药。真菌感染应用氟康唑等治疗。结核感染采用三联方案或四联抗结核方案，疗程为 6～9 个月。

（2）预防：①手术每个环节都要做到严格无菌操作。②应限制导尿管和输尿管支架管的留置时间。③移植前去除泌尿系统感染病灶和易感因素。④预防性应用抗生素,在术后半年内可持续应用磺胺甲　唑作为预防尿路感染的主要方案,可有效预防尿路感染的发病率。

(沈　兵)

195. 肾移植术后肺念珠菌病该如何防治

（1）治疗:应从整体观点出发,积极治疗免疫功能低下患者基础疾病,消除诱因,如其他抗菌药物和激素等在不影响其基础疾病治疗的前提下应尽可能停用或减量。

1）白念珠菌:首选氟康唑成人首剂予 400 毫克/日,以后 200～400 毫克/日,疗程视病情而定病情平稳后改为口服,维持剂量可酌情略减,但不宜少于 100 毫克/日。

2）非白念珠菌:克柔念珠菌对氟康唑为天然耐药,以及近平滑念珠菌等对氟康唑敏感度低,因此对于非白念珠菌应选用伊曲康唑和伏立康唑,其疗效优越。

两性霉素 B 脂质体仍是目前治疗深部真菌病最有效的药物,需要在 2～4 周内总剂量达到 1 500～3 000 毫克。在严重病例或合并败血症者应联合 5 -甲酰基胞嘧啶(5 - FC),据报道联合治疗能降低病死率。为减轻两性霉素 B 的不良反应,有人认为,将药物加入生理盐水中静脉滴注,即补充机体钠负荷,有助于预防和减少不良反应。雾化吸入两性霉素 B 可能会刺激支气管痉挛,据认为加入激素吸入可减轻此种不良反应,但其疗效并无确切证明,原则上不予提倡。

对于肝肾功能不全的患者可选用卡泊芬净类,比较安全且疗效可靠。

3）注意口腔卫生可经常采用复方替硝唑或 2.5％碳酸氢钠漱口。

（2）预防:①严格消毒隔离措施,加强锻炼身体,注意个人防护。②预防用药业已证明,预防用药能降低肾移植患者真菌感染的发生率。近年来,选择氟康唑作为肾移植术后患者预防性抗真菌感染用药。对于有多种危险因素的患者可延长预防性应用氟康唑的时间,但随着氟康唑预防用药的广泛应用,对氟康唑耐药念珠菌的产生应引起关注。与此同时,也应密切观察氟康唑抑制肝脏中 P450 酶系活性,将会显著升高钙调神经磷酸酶抑制剂(CNI)血药浓度,因此需要适时进行 CNI 药物剂量的调整。

(张　明)

196. 肾移植术后肺曲霉病该如何防治

（1）治疗首选两性霉素 B 脂质体或伏立康唑，早期诊断并大剂量静脉应用，成人推荐剂量两性霉素 B 脂质体 1.0～3.0 毫克/(千克·日)，伏立康唑 400 毫克/日，可改善预后。

（2）静脉应用伊曲康唑(400～800 毫克/日)，可用来治疗对两性霉素 B 脂质体不能耐受的患者。

（3）肝肾功能不全及中性粒细胞减少患者，可选用米卡芬净、卡泊芬净，其优点不损害正常人体细胞，无明显不良反应。

（张　明）

197. 肾移植术后肺孢子虫病该如何防治

（1）针对病原治疗：①复方磺胺甲　唑(SMZ－TMP)是治疗肺孢子虫病(PCP)的首选药物。剂量为甲氧苄啶(TMP)每日 20 毫克/千克，磺胺甲　唑(SMZ)每日 100 毫克/千克，分 4 次口服，首次加倍。静脉注射剂量 SMZ75 毫克/(千克·日)加 TMP15 毫克/(千克·日)，每天 1 次，疗程 2～3 周，临床验证总有效率为 69％，延长疗程有效率提高至 85.5％。②喷他脒(戊烷咪)：研究表明，该药对 PCP 初治有效率为 70％，复治有效率亦达 40％～60％。静脉滴注或肌内注射，每天 1 次，剂量 4 毫克/千克，疗程 14 天，总剂量不超过 56 毫克/千克。常见不良反应有肾功能损害、肝功能异常和低血糖，肌内注射局部反应包括脓肿形成等。雾化吸入喷他脒治疗重度 PCP 疗效差。支气管痉挛性咳嗽为雾化吸入的主要不良反应，但吸入前给予支气管解痉剂即可减弱或避免此不良反应。

喷他脒和 SMZ/TMP 在治疗 PCP 有效性方面无显著差异，但喷他脒不良反应发生率较高。

（2）预防：近年来研究发现肺孢子虫是通过空气传播的，因此应重视对病房环境的处理，将患者隔离，患者咳嗽时戴口罩，并做好病房的通风及消毒，切断院内水平传播的途径或许可减少其发病。

在未接受预防性抗 PCP 治疗的肾移植患者，约有 5％的患者得 PCP。因此，对于肾移植患者应予预防性抗 PCP 治疗。剂量为 TMP/SMZ 每天80 毫克/400 毫克，或隔天 160 毫克/800 毫克，至少持续 4 个月；如果为急性排斥治疗后的患者,应再予磺胺甲　唑预防治疗 3～4 个月。

最后,值得强调的是肺孢子虫造成的重症肺部感染,其特点是病情重、发展快、并发症多等。为此,临床医师必须高度重视 PCP,力争做到早期明确诊断,一旦发生应采取正确和有力的综合治疗措施,才能及时有效的控制感染,降低治疗难度及病死率。

（张　明）

198. 肾移植术后巨细胞病毒肺炎该如何防治

（1）治疗:原则是调整免疫治疗方案,去除病因,抗病毒和对症治疗。

1）调整免疫治疗方案:早期较轻者可将三联方案改为二联,即停用硫唑嘌呤(AZA)/吗替麦考酚酯(MMF)/西罗莫司(RAPA),基础药物用量也酌情减量。后期病情发展较快者,可将基础药物全停,仅保留一定量的激素即可。

2）对症支持治疗:雾化吸入,吸氧,出现呼吸困难先行面罩吸氧,缺氧加重时应用呼吸机正压辅助呼吸。

3）抗病毒治疗:用于防治巨细胞病毒(CMV)肺炎的药物主要有阿昔洛韦、更昔洛韦、缬更昔洛韦、膦甲酸钠、西多福韦、洛布卡韦等,其机制多为直接抑制DNA 聚合酶和反转录酶,抑制病毒的复制和活性。目前的一线药物多为更昔洛韦。

（2）预防

1）普遍性预防:CMV 血清学配型,常规预防性抗病毒药物应用,利用 CMV超免疫球蛋白进行被动免疫。

2）推荐的药物预防方案:根据血清学配型不同而不同。

3）预先治疗:指定期检测受者的 CMV 状况,当发生 CMV 感染的风险增高时即开始治疗。这种预防方式依赖于快速、敏感、可靠的检测手段,以尽早发现CMV 病毒的复制,从而及时治疗。病毒负荷是确定是否对患者进行症状发生前预先治疗的重要指征。目前常采用 CMVPP65 抗原血症检测和分子学诊断方法。通常,病毒负荷高与组织侵入性疾病相关;病毒负荷低与无症状的 CMV 感染相关。国内一般应用更昔洛韦 250 毫克/日,自肾移植术后第 14 天开始静脉滴注,连用 2 周。高危患者继续口服 3 个月,中危患者口服 2～3 周。

（张　明）

199. 肾移植术后病毒性肝炎该如何防治

（1）治疗原则：调整免疫抑制治疗方案，保护肝功能，抗病毒治疗和营养支持。

1）调整免疫治疗方案：根据患者具体情况，可适当降低有肝毒性的免疫抑制剂用量，肝功能严重损害时可考虑停用，适当增加吗替麦考酚酯等对肝脏毒性小的免疫抑制剂的用量。对于丙型肝炎患者应选择环孢素 A(CsA)＋吗替麦考酚酯(MMF)＋泼尼松(Pred)治疗方案。

2）保肝治疗：中西医结合，可用复方甘油酸单铵注射液(强力宁)、西利宾胺、水飞蓟宾等；西药可用维生素 C、复合维生素、必需磷脂、阿托莫兰等其他对症药物。

3）抗病毒治疗：清除病毒或降低病毒载量，延缓病情进展。①抗乙型肝炎病毒(HBV)治疗：乙肝病毒活动性感染时根据具体情况可选用抗病毒药物，如拉米夫定、恩替卡韦、阿德福韦等，此外还有一些新的核苷类似物药物，如奈韦拉平，喷昔洛韦和替诺福韦等也进行抗 HBV 的临床试验。②抗丙肝病毒(HCV)治疗：干扰素的单独治疗；聚乙二醇干扰素的单独治疗；干扰素和三氮唑核苷的联合治疗；聚乙二醇干扰素和三氮唑核苷的联合治疗。最后一个方案是目前治疗的最佳选择，但剂量、疗程以及开始治疗的最佳时机还不明确。干扰素治疗面临排斥反应发生的问题，可采用苦参素 600 毫克/日，肌内注射，疗程 3 个月，有抑制 HCV 增殖、抗纤维化和调节宿主免疫的作用，但肾移植患者 HCV 感染不推荐用此方法治疗。

4）一般支持治疗：注意休息、合理营养等。

（2）预防原则

1）尽量避免输血和血液制品，加强透析器的消毒管理，预防交叉感染。

2）合理应用免疫抑制剂，强调低剂量起步、低剂量维持的原则。

3）移植前肝炎患者接受移植重点是移植前的保肝、抗病毒治疗和维持肝功能稳定及移植后处理。

4）移植条件：移植前肝炎或肝功能异常患者，接受移植的基本条件是检查肝功能正常，肝脏可耐受手术和免疫抑制治疗。

5）移植后处理：HCV 患者应采用 CsA 为主的免疫抑制方案，低剂量起步，在相对低的治疗窗浓度范围内低剂量维持。避免采用 FK506 方案。

6）术后监测：重点监测肝功能变化，动态观察病毒学治疗变化，了解病毒复制能力变化情况。

（张　明）

200. 肾移植术后 BK 病毒感染怎么办

BK 病毒感染(BKV)的治疗较为困难,目前尚无十分有效的治疗方法。长期以来,控制 BKV 感染的基本措施是降低免疫抑制药物剂量。具体处理一般首先将 MMF 从三联免疫抑制治疗方案中改为硫唑嘌呤或来氟米特,同时降低 CNI 血药浓度(CsA 的谷值水平降到 100～150 纳克/毫升,FK506 的谷值水平降到 6 纳克/毫升以下)。也可将 FK506 更换为 CsA 或西罗莫司达到降低机体免疫抑制状态的效果。但是降低免疫抑制药物对病毒感染本身不具有治疗作用,同时会增加发生排斥反应的危险。因此,减少免疫抑制药的用量或更换免疫抑制药需十分谨慎,在密切监测的情况下进行,避免在病毒感染尚未清楚的情况下发生排斥反应。目前认为有两种药物对 BKV 治疗有效,即西多福韦和来氟米特。

西多福韦推荐剂量:为避免肾毒性反应,治疗 BKV 时应用低剂量西多福韦 0.5～1 毫克/千克静脉滴注,每周 1 次,疗程 4～10 周。治疗前应用含 4 克丙磺舒的生理盐水 1 000 毫升进行充分水化,药物输入时间＞1 小时。观察疗效可采用 PCR 检测尿、血标本病毒载量进行评估。

来氟米特推荐剂量:开始的最初 3 天给予负荷剂量 50 毫克/日,之后给予维持剂量 10 毫克/日。用药期间需检测肝肾功能,肝肾功能受损情况下酌情减量。

（张　明）

201. 肾移植术后 JC 病毒感染怎么办

目前临床对 JC 病毒引起的多瘤病毒相关性肾病(PVAN)和进行性多灶性脑白质病(PML)尚无有效治疗方法,重建机体免疫功能是重要治疗方法,对肾移植受者来说,免疫抑制剂减量或停药有利于改善。目前,国内外研究也取得了如下进展。

(1) 抗病毒治疗:目前,仍无可特异性识别、杀伤 JC 病毒的药物。有研究结果发现,联合应用阿糖胞苷经静脉或鞘内给药并不能比单独进行高效抗反转录病毒治疗有更好的治疗效果。

（2）免疫调节治疗：针对提高 JC 病毒特异性细胞毒性 T 淋巴细胞水平的免疫调节治疗，可能是治疗 PVAN 和 PML 的新途径。干扰素 α、干扰素 β、白介素-2 等均有助于恢复被 PML 损害的神经系统功能。血清素-2α 受体阻断剂可能阻止 JC 病毒中枢神经系统及其播散。这类药物包括奥氮平、米氮平、齐拉西酮、利培酮等。

（3）造血生长因子：白介素-7、重组人粒细胞集落刺激因子均可加速淋巴细胞成熟，联合应用免疫球蛋白，促进机体对 JC 病毒产生免疫应答。

（4）拓扑异构酶抑制剂等药物也可对 JC 病毒引起的 PVAN 和 PML 起治疗及预防作用。早期诊断、早治疗可有效防止 JC 病毒再繁殖导致的移植肾损害。

（张　明）

202. 肾移植术后 EB 病毒感染怎么办

根据移植后淋巴细胞增生症（PTLD）的不同类型采取不同的治疗方法，但目前无一种标准治疗方案。

（1）多形态弥漫性 B 细胞增生淋巴细胞的增值依赖于激活的病毒复制，应用阿昔洛韦和伐昔洛韦能够抑制 EB 病毒复制。阿昔洛韦无效，首选治疗方案就是减少和撤除免疫抑制剂，70%～80% 的 PTLD 患者病情可缓解消退。

（2）EB 病毒和 CD20 抗体阳性的患者对减少免疫抑制剂处理无效。应首选利妥昔单抗治疗，有效率达 73%，其中 21% 痊愈。

（3）抗 B 细胞抗体或抗 B 细胞抗体与放射性核素合用的疗法可以降低病毒载量，具有较好的应用前景。

（4）α 干扰素治疗：干扰素具有抗病毒、抗 B 细胞增殖和（或）促进 TH1 细胞反应的作用。但 50% 的患者会出现移植器官排斥和感染。

（5）外科手术治疗：对于中枢神经系统局限性病变、肠穿孔，病灶局限时，应先手术切除病变，再配合药物治疗。

（6）全身化疗：包括环磷酰胺、多柔比星、长春新碱等，可出现严重并发症，死亡率高。

（张　明）

203. 肾移植术后巨细胞病毒感染怎么办

治疗原则是调整免疫治疗方案,去除病因,抗病毒和对症治疗。

(1) 调整免疫治疗方案:早期较轻者可将三联方案改为二联,即停用 AZA/MMF/RAPA,基础药物用量也酌情减量。后期病情发展较快者,可将基础药物全停,仅保留一定量的激素即可。

(2) 对症支持治疗:雾化吸入,吸氧,出现呼吸困难先行面罩吸氧,缺氧加重时应用呼吸机正压辅助呼吸。

(3) 抗病毒治疗:用于防治巨细胞病毒肺炎的药物主要有阿昔洛韦、更昔洛韦、缬更昔洛韦、膦甲酸钠、西多福韦、洛布卡韦等,其机制多为直接抑制 DNA 聚合酶和反转录酶,抑制病毒的复制和活性。目前的一线药物多为更昔洛韦。

（张　明）

康｜复｜与｜随｜访

204. 如何做好肾移植术后康复

肾脏移植后移植肾的存活率并不能完全代表肾移植患者的生命质量,而康复率才能真正表现其生命质量。国外将肾移植患者的康复情况分为 6 类,现已被肾脏替代工作者所肯定,其具体分类如下。第一类:完全恢复工作;第二类:部分恢复工作;第三类:医学上认为可恢复工作,但未能找到工作;第四类:医学上认为可以工作,但患者保险收入高于工作收入;第五类和第六类患者均不能工作,需在家或在医院就医。

目前,国内存活 1 年以上肾移植患者的康复情况为:第一类约占 30%,第二类占 30%,第四～六类占 40%。肾脏移植术后经过一段时间的休养,精神和身体状态都会有所康复。一般来讲,术后 1 年左右可以参加工作,最好先从事半日工作,慢慢适应工作环境 2～3 个月后,再改为全日工作。

（沈　兵）

205. 对肾移植术后恢复不利的因素有哪些

肾移植术后由于长期服用免疫抑制剂,使患者自身的免疫监护系统功能受到抑制。当机体内出现癌细胞时,自身免疫系统不能将其识别并清除。因此,肿瘤的发生率明显高于正常人。在日常生活中,肾移植患者要特别注意避免某些不利因素。

(1) 禁烟、酒:吸烟人群的肺癌发生率高,这是由于吸烟对肺部有一定的损害。饮酒后酒精主要在肝脏代谢,对肝功能都有不同程度的损害。因此,肾移植患者应避免吸烟、饮酒。

(2) 饮食卫生:肾移植术后,由于服用大剂量免疫抑制剂,对外界病菌的抵抗能力下降,如果吃得不干净很容易出现腹痛、腹泻,严重者可伴有高热、呕吐,导致大量水分丢失,造成脱水,影响肾脏功能。因此,患者要注意饮食卫生,尽量在家中进餐。外面买来的熟食,一定要进行加工后再食用。不吃或少吃罐头制品,罐头制品因贮存的需要,很多都添加了防腐剂以保食物不变质,但防腐剂服用多了对人体不利。在夏秋季节,生吃蔬菜瓜果时,一定要清洗干净,防止病从口入。

(3) 染发、烫发:染发及烫发都是利用化学和物理的方法,使头发接触到化学试剂,并经过头皮及皮肤吸收。除可能发生过敏反应外,还可能使新肾受到损害。此外,染发剂是一种潜在致癌物质,使用一定要慎之又慎! 把染发剂的某些成分饲喂给大鼠吃,结果其中相当一部分患上了肿瘤。因此,染发剂不宜长期使用,可致癌的危险包括皮肤癌、肾癌、膀胱癌等。

(4) 阳光暴晒:在夏日阳光强烈的时候,要避免直接照射,以防止紫外线的照射而发生日光性皮炎等损害,以及皮肤癌。因此,要求换肾患者注意自我保护,戴遮阳帽,以减少阳光对皮肤的损害。

(5) 少去公共场所:肾移植患者免疫抗病能力低下,易遭受各种致病因素的侵袭,尤其在流感、流脑及肝炎等传染病流行季节,最好不要去公共场所,以免增加感染机会。

(6) 小伤口要及时处理:肾移植患者平时只要有了小伤口,不论是皮肤擦伤、抓伤还是皮肤疖肿,都要及时处理,局部给予消毒包扎。皮肤疖肿,尤其是颜面部位,千万注意不要轻易去挤压,因为面部危险三角区静脉无静脉瓣,静脉血是直接进颅内的,一旦病菌进入颅内可致颅内感染。总之,任何小病小伤都要及时处理,以免感染扩散而致败血症,甚至危及生命。

(7) 避免对移植肾的过度挤压:移植肾放置于髂窝内,距体表较浅,表面仅为皮肤、皮下组织及肌肉层,缺乏肾脂肪囊的缓冲作用,在外力挤压时极易受到挫伤。因此,平时应加强对此"重点区域"的保护。外出活动时,无论是行走还是坐车,要力求平稳及选好乘车位置,避免车辆转弯或急刹车时,移植肾的部位碰撞到其他物体而引起移植肾的损伤。

(8) 性生活适度:性生活是人类正常的生理要求,也是夫妻恩爱、生活和谐的一部分。肾移植术后,随着肾功能逐渐正常,性功能会很快恢复正常。因此,对未婚青年,肾移植后肾功能正常,2～3 年后即可以结婚并组成家庭。但是性生活的频率要有节制,以次日精神好,体力无疲劳感,以及无腰酸等症状为适度。性交后要特别注意会阴部的清洁卫生,以防止泌尿系统感染。

(9) 关于生育问题:男性肾移植患者,术后肾功能正常,对生育不会有重大影响。女性患者要慎重考虑以下因素。即正常女性妊娠后期都将增加肾脏的负担。由于移植肾植入在髂窝内,容易受到妊娠后期增大子宫的压迫,使肾脏生理负担进一步加重,可出现蛋白尿、水肿等,甚至出现氮质血症。分娩后,移植肾功能可以得到改善,但也有部分患者肾功能难以恢复正常。同时,还要减少反复人工流产的次数,以免诱发排斥反应,造成严重后果。

(沈　兵)

206. 为什么说换肾后自我监护非常重要

这是因为换肾后的最初 3 个月或半年,是影响到移植肾今后长期存活和整个命运至关重要的关键时期。从您康复出院开始,您也就脱离了医护人员密切而仔细的监护,这时您就要依靠自我监护,及时发现排斥和感染及药物不良反应等早期信号,以便及时就诊和治疗。

术后早期您所服用的免疫抑制药剂量较大,机体抵抗力低,容易感染,容易出现各种药物的不良反应。早期也是最易发生排斥反应的时期,近期的排斥反应又是慢性排斥反应主要引发因素,可能影响移植肾的长期存活,早期预防和及时治疗急性排斥反应是非常重要的。

临床上常见有肾移植成功后的患者,出院后以为可完全像正常人一样不受约束,不进行自我管理和监护,最终导致移植肾丧失功能! 这种教训是非常深刻的!

(沈　兵)

207. 肾移植患者出院后注意事项有哪些

(1) 日常生活方面

1) 保持乐观开朗的情绪。

2) 每天定时测量体重,最好在清晨大小便后、早餐前,穿同样衣服测量。

3) 每天早晚两次定时测量体温和血压。

4) 每天做好康复期的各种记录,如体温、血压、体重、尿量、化验结果和服药情况。

5) 术后 3 个月内应避免出入公共场所,必要时应戴口罩以防止感染,勿接近各种动物如猫、狗、鸡、鸽等,以免受病菌感染。

6) 注意个人卫生,尤其是口腔卫生,养成饭后、睡前刷牙的习惯。

7) 合理安排饮食:饮食应以高蛋白、高热量和多种维生素,低脂肪、少盐、易消化的饮食为好。忌用人参、蜂乳、海参之类的补品,以免诱发排斥反应。

8）居住条件：要求房间内卫生整洁，地面最好为地板或地砖，避免使用地毯。保持室内空气新鲜，有条件者可在房间内安装紫外线灯进行消毒，每天消毒2～3次，每次20分钟。空气污染有可能会诱发或加重呼吸道疾患，可以考虑购买空气净化器。衣物及床单、被褥要勤洗勤换，经常日晒或用衣物烘干机高温烘烤，有助于清除真菌及螨虫，降低感染风险。

9）生活要有规律：出院后要自行管理，养成良好的生活规律。每天宜早上6:30～7:00起床，服药后至室外散步活动15～20分钟，然后进早餐。上午可收听广播，阅读报纸和文艺作品等；中午11:30～12:00午餐，饭后散步20分钟，然后午睡。下午2:00起床，适当活动，可做些自己喜爱的事情。晚饭前记录自己一天的病情。下午5:30～6:00晚餐，餐后看电视和家人交谈，晚上8:30～9:00就寝。要保持正常的生活规律。

10）坚持锻炼身体：出院后3个月，无特殊情况，一般可参加轻体力劳动，如一般家务劳动，自己还可以根据个人的兴趣特点，自选编排一套锻炼身体的体操，或健身器进行体能锻炼，持之以恒。此外，也可以做做气功，达到锻炼身体的目的。

11）注意保护新肾：避免移植肾部位受到剧烈活动及外界暴力撞击。

12）性生活与生育：对于已婚的患者，只要身体适当恢复，可以过夫妻同房生活，但决不能放纵，要适当克制。关于生育问题，如果您是男性，您的生育能力会逐渐恢复正常，根据文献报道和我们的经验，服用免疫抑制药物不会影响到下一代。怀孕和生育会加重肾脏的负担，从而导致个别患者肾功能不全。因此，我们认为，肾移植后可以结婚，但应该注意避孕，生育问题必须慎重考虑。如果一定要有下一代，您最好与您的移植组医师认真讨论后再决定。

（2）按医嘱服药：肾脏移植术后，您需要终身持续服用免疫抑制药物，靠它来保护您的新肾，防治排斥。只有您的移植组医师可以指导您的用药，请不要轻信他人劝告，移植组医师会为您选择合适的药量。肾移植能否成功完全取决于您是否认真按照医师的指导去做。

（3）定期门诊复查：出院后必须定期在门诊复查治疗，起初是每周1次，情况稳定后逐渐改为每两周、每月或每两个月1次。每次到门诊复查都要做尿液或血液检查。如果因为某种原因，您不能来门诊，一定要打电话和医生联系。即使是短时间的中断服药，对您的新肾都会发生严重的影响。除了排斥，移植合并感染和心血管病等并发症外，不按规定办事，不按时服药，不定期去医院随访，常常是移植肾失去功能的主要原因。

（沈　兵）

208. 如何提高肾移植患者的长期存活率

肾移植是治疗终末期肾病患者的最理想方法已被世界学者公认。近年来，肾移植的数量及质量取得令人鼓舞的成绩。

由于强效免疫抑制剂环孢素 A 和 FK506 的应用以及移植技术的提高，目前我国大的移植中心肾移植的 1 年存活率已达到 95％以上，这已和国外先进移植国家处于同一水平。我们不再满足于肾脏移植的短期存活率。考察一个移植中心的水平，关键就是看反映肾移植综合指标的长期存活率。

哪些因素将会影响到肾脏移植的长期存活，概括起来有下面几点。

（1）移植肾急性排斥反应将使一小部分肾脏因急性排斥治疗无效而失去功能；另一部分虽经过抗排斥治疗有效。"幸免于难"，但如反复发生急性排斥（如在 2 次以上），随访结果表明，将使以后慢性排斥的发生率明显上升。而慢性排斥一旦发生，将给治疗带来很大困难，同时使移植肾存活时间缩短。

（2）严重的感染：常见的是肺部感染，如耐药细菌株、结核菌、真菌或混合性病原菌引起的肺部感染；还有如巨细胞病毒、疱疹病毒感染等，将严重地威胁患者的生命。感染的发生，一部分是由于移植患者过多、过密切地接触了这类感染源，或由于过度使用免疫抑制剂，或是两种情况同时存在。对肾移植患者发生感染的认识程度、处理的及时与否，或治疗是否得当，将直接影响这类患者的预后。

（3）肝功能损害问题：肾移植后，由于肝功能异常或肝功能损害，导致移植肾失去功能及危及患者生命的现象。近年来，正引起移植医师的高度重视。在我国乙肝、丙肝病毒感染者不在少数，对这些乙肝、丙肝患者做肾移植应做好充分准备。事先应有一整套方案，包括：选择环孢素 A 还是 FK506 免疫抑制剂组合应用，剂量应用多少，移植后出现肝功能异常如何处理，应首选哪些药物，停用哪些药物，如何兼顾移植肾的问题，等等，这些都有很高的要求。

（4）肾移植后期：肾移植 1 年后出现移植肾功能减退，原因是多方面的，有些患者是完全能逆转的，应仔细鉴别、排除。常见的原因有：①输尿管梗阻因素；②血管如吻合口狭窄因素；③移植肾大小不匹配；④环孢素 A 或他克莫司的肾毒性；⑤BK 病毒感染；⑥体内产生了针对肾脏的抗体等。

（5）采取的对策：还有其他一些影响移植肾长期存活的因素就不一一叙述了。为了取得良好的移植肾长期存活率，其主要在下列几个环节采取对策。

1）在肾移植前进行严格的组织配型，包括 ABO 血型、淋巴细胞毒性试验、HLA 位点、PRA 等，从而使每一个肾移植患者尽可能得到一个良好的配对，找到一个能长期"和睦相处"的好"朋友"。

2）实行免疫抑制剂方案标准化及特殊患者的个体化治疗，定期监测 CsA 血药浓度，指导合理用药，减少 CsA 的肝、肾毒性。

3）严格的肾移植术后随访：根据移植时间的长短，定期进行随访，对每个肾移植患者都建立了电脑个人档案及个人记录本，动态监测这些移植患者的康复情况，使移植肾长期存活率得到提高。

4）常规检测病原体：术前均做病原体携带或潜在致病状态的检测，以便在术前、术后采取相应的预防措施，并通过定期随访，调整免疫抑制剂，使感染能得到最大限度的控制。

5）常规检测乙肝、丙肝病毒及其相关抗体，术后动态监测，尽可能减少或避免肝毒性的免疫抑制影响，使肝毒性发生率得到较好控制。对已经发生肝毒性的病原，目前上海交通大学医学院附属仁济医院器官移植中心已有一整套诊治方案，并取得良好的效果。

6）防治慢性排斥：应早发现，及时治疗，这是影响移植肾长期存活的重要因素。

7）适当选择移植肾：供、受者大小匹配，我们已注意到这方面的研究，对"超重"的肾移植患者，尽可能选择匹配良好的体积和配对，从而使一部分肾移植患者长期存活的影响因素得到控制。

总之，我们期望通过多途径、多环节、多种方法来阻断、控制、预防和积极处理上述影响肾移植长期存活的种种不利因素，不断提高肾移植存活率。

在我国，肾移植的开展已经历了 20 余年的历史。生存期最长的肾移植患者已健康存活了 20 年，而且至今仍然很好。不断提高肾移植质量，瞄准国际先进水平，追求肾移植长期存活率和康复率的提高，是我们器官移植界的宗旨和目标。

（沈　兵）

209. 肾移植术后营养素摄入方面有哪些注意事项

肾移植后良好的营养是保证移植肾功能恢复及抗排斥治疗的基本环节。肾移植术后患者必须重视和了解免疫抑制对营养代谢带来的不良反应，并采取一定的药物和相应的营养治疗措施，预防和减少免疫抑制引起的并发症，以维持正常的生理功能。

（1）钠的摄入：钠是人体所必需的。对于心、肝、肾功能不全者，或长期服用免疫抑制剂者，机体无法清除过多的钠，多余的钠积存在组织间隙，导致水肿、高血压及其他疾病。为了防止此类情况的发生，应当避免高盐饮食，如腌腊制品、午餐肉、火腿肠、土豆片、快餐及某些小吃。许多瓶装的调味酱含有大量的食盐，如：豆瓣酱、麻辣酱、某些辣椒酱等。请记住，许多经过加工的食品内含有大量的盐，如奶酪、坚果、热狗、三明治等，现在市场上有不少食品专门标明"低盐"或"无盐"，购买时请留意。

（2）钾的摄入：长期服用环孢素 A 及 FK506（普乐可复）等免疫抑制会导致血钾升高，肾功能不全的患者更应避免饮食。某些食物，如橘子、香蕉、番茄、土豆、干果及豆类等，含钾量都比较高。我们并不是建议您完全拒绝这些食物，而是要求食用这些食物时，必须考虑到钾的摄入量。一旦血钾增高，您必须马上与您的移植组医师联系，对食物做一简单的调整。

（3）脂肪和胆固醇的摄入：由于长期服用免疫抑制剂，您术后发生高脂血症的可能性远高于正常人。因此，您应特别注意限制饮食中胆固醇和脂肪的摄入。除了饮食控制外，您还可以通过运动及药物来降低血脂。需要指出的是，我们所说的限制脂肪的摄入主要是指限制动物性脂肪（饱和脂肪酸）的摄入。

此外，某些减肥食物中可能含有脂肪替代物，会影响免疫抑制剂的吸收，请绝对避免食用。

（4）钙的摄入：钙的补充是很有必要的，它可以有效地防治因长期服用激素而导致的骨质疏松。富含钙的食物主要包括：低脂奶制品、低钠沙丁鱼和蛙鱼、虾、菠菜、芥蓝菜、羽衣甘蓝、干黄豆和豌豆等。

（沈　兵）

210. 肾移植术后为什么要定期复诊

（1）定期复诊的必要性：肾脏移植或其他器官移植与一般的外科手术有明显不同之处。一般的外科手术，只要手术后无手术并发症和感染等特殊情况，术后无需长期服药和经常复诊。可是对于移植患者而言，移植手术仅仅是第一步，在手术以后，还需要在许多方面加以注意，其中定期复诊是保证健康的前提条件。为了使移植的肾脏能够更好、更长时间地为您服务，请您一定要善待来之不易的移植肾脏，定期复诊，远离疾病！

（2）复诊的主要目的：对移植肾和您的身体定期复查，发现异常情况及时处理;对服用的免疫抑制药物进行监测,使药物的浓度控制在安全的剂量范围内(既不会出现排斥反应,又不会造成药物的不良反应)。

(3) 复诊的时间:一般接受肾移植手术的患者在出院后开始复诊。通常在手术医院门诊复诊,如果没有条件,也可以在当地医院门诊就诊,但最好每半年回手术医院复诊1次。

手术后1～3个月:每周复诊1次,化验血尿常规、血生化(包括肝肾功能和血糖血脂)和环孢素A或他克莫司血浓度等。每月查1次巨细胞病毒、BK病毒等。

手术后4～6个月:每2周复诊1次,项目同上。

手术后半年以上:每月复诊1次。

复诊时应当提供血压、体重、尿量和体温的日常记录,以及服药清单。这些检查主要是为了给医师提供调整药物剂量的参考。胸部CT、腹部B超要每半年做1次。

如有发热、少尿等特殊情况随时来诊(门诊、急诊均可),外地患者尽可能来手术医院移植中心复查,如有不便可就地复查,发现问题随时来电话咨询,以便及时指导康复期治疗。

如果化验结果有较大的变化,要警惕排斥反应的可能,并采取积极的措施处理。同时,下一次随访的时间应适当提前,千万不要靠感觉来代替化验。

（沈　兵）

相│关│生│育│话│题│

211. 女性肾移植受者术后可以生育吗？ 何时可以生育

　　女性肾移植受者术后何时能妊娠、生育？文献报道受者生育一般在肾移植术后肾功能正常状态的第 3～4 年为最多，过早妊娠会加重肾脏损害，出现排斥，妊娠不易成功，且对孕妇有一定的危险。但是，随着各种新的免疫抑制剂的应用，术后排斥发生率明显减少，移植 1 年后移植肾稳定，也可以妊娠、生育。其实，女性肾移植受者术后生育的最大争议问题是免疫抑制剂对母体和对胎儿的影响，因此要制订合理的免疫抑制治疗方案，既要保护受者及移植肾的健康存活，又要保证妊娠成功及胎儿正常生长发育。

　　女性肾移植受者术后生育比较适合的时机与条件如下。

　　(1) 成功的肾移植手术 2 年后，身体条件适合产科要求。

　　(2) 泼尼松 10 毫克/日、吗替麦考酚酯 50 毫克/日、环孢素 A 剂量在 3 毫克/(千克·日)以下，在受孕前 6 周停用吗替麦考酚酯和西罗莫司。

　　(3) 年龄在 30 周岁以下。

　　(4) 全身状况良好。

　　(5) 肝肾功能、状态基本正常，血清肌酐＜133 微摩/升(1.5 毫克/分升)。

　　(6) 无高血压或轻度高血压(血压≤140/90 毫米汞柱)，且药物能控制。

　　(7) 无血尿、蛋白尿或微量血尿、蛋白尿(蛋白尿＜500 毫克/24 小时)。

　　(8) B 超检查移植肾无排斥迹象，无积水，无结石，无输尿管扩张。

　　此外，在妊娠后需进一步加强产前检查，以确保优生优育。

（张　明）

212. 女性肾移植受者应选择何种分娩方式

　　移植肾位于髂窝内，并不阻碍产道，不会造成产道梗阻和机械性损伤，若无产科原因，可自然分娩。其实，肾移植术后分娩方式的选择主要是取决于产科的情况,如无产科剖宫产的指征,推荐进行阴道分娩。如出现以下情况时可以考虑进行剖宫产。

(1) 长期肾衰竭或长期透析,或长期使用皮质激素造成盆骨营养不良者。

(2) 产道狭窄、畸形、头盆不称者。

(3) 中、重度妊娠高血压疾病、胎儿宫内窘迫、脐带绕颈者。

(4) 移植肾受压者或移植器官功能损害并逐渐加重等。

(张　明)

213. 女性肾移植受者生育会对自身健康产生什么影响

因长期服用免疫抑制剂,女性肾移植受者在孕产期的高血压、先兆子痫和感染以及剖宫产等的发生率明显升高。

(1) 高血压和贫血的发生率可达 60%。

(2) 剖宫产和早产的发生率可达 50%。

(3) 先兆子痫的发生率可达 40%。

(4) 泌尿系感染和蛋白尿的发生率可达 20%～30%。

(5) 心力衰竭和肺部感染的发生率可达 15%。

(6) 糖尿病的发生率可达 10%。

(7) 死亡的发生率可达 5%。

女性肾移植受者术后若情况允许,可以生育,但有时可对移植肾以及自身健康带来一定的影响,而对子代的生长发育无明显影响。如果因为生育而丧失移植肾或威胁患者生命,则得不偿失。因此,对女性肾移植受者术后生育应慎重,需要进行全面评估,并应有产科、移植科以及心内科等科室的医生共同监测,以确保胎儿、移植肾以及受者自身的安全。

女性肾移植受者妊娠过程中增大的子宫对移植肾有时可产生压迫;女性肾移植受者妊娠后肾小球滤过率(GFR)增加,增加的幅度与 GFR 的基线水平有关;妊娠期间的某些危险因素可能会引发排斥反应而损伤肾功能,进而显著增大移植肾功能丧失的危险性。

(张　明)

214. 免疫抑制剂对母乳喂养婴儿有什么影响

肾移植受者术后需长期应用免疫抑制剂,由于免疫抑制剂可以通过胎盘达到胎儿体内,对胎儿可能造成影响。但免疫抑制剂对人类生殖系统的毒性机制还不十分清楚,目前仅对几种免疫抑制剂进行了实验研究。

女性肾移植受者术后需长期服用免疫抑制剂,而目前一般认为免疫抑制剂可通过乳汁对婴儿造成影响。

(1) 糖皮质激素:可由乳汁排泄,对婴儿造成的不良影响,包括婴儿骨发育不良、骨质减少及骨质疏松。因此,应根据此药对乳母的重要性,决定中止哺乳或停药。

(2) 他克莫司:可通过分泌进入乳汁。哺乳期使用他克莫司的经验有限,因不能排除对新生儿的有害影响,妇女患者在使用他克莫司时不应哺乳。

(3) 硫唑嘌呤:在初乳和母乳中可测得 6 -巯基嘌呤(一种硫唑嘌呤代谢物)。因此,服用本品的患者不应进行哺乳。

(4) 环孢素 A:亦可通过乳汁排泄,使婴儿血压升高以及对肝、肾毒性等不良影响。

但是,目前有关免疫抑制剂在母乳中的浓度报道很不一致,有的报道测不到,有的报道其浓度与母体内的浓度相似。美国儿科协会支持服用泼尼松的母亲采用母乳喂养,但不支持服用环孢素 A 的母亲采用母乳喂养,所以母乳中的免疫抑制剂对子代的可能危害与母乳喂养自身优点相比,哪个对小孩更加有利,尚需进一步研究。

(张　明)

215. 男性肾移植受者术后可以生育吗

对于男性患者来讲,肾移植手术本身对于生育是没有影响的。但是由于肾移植术后患者长期服用免疫抑制剂,这些药物对于精子形成会有一定影响,一些男性患者会出现"少精症"甚至"无精症"。另外一方面,这些药物本身都有一定致胎儿畸形的风险。如果男性肾移植术后患者考虑生育问题的话,应尽量不要在术后 1 年之内进行,应等待免疫抑制剂逐渐减量,在服用较小剂量免疫抑制剂时考虑生育问题。

(张　明)